高科技托举少年强国梦

"变脸"细胞

王令朝◎编著

云南出版集团 晨光出版社

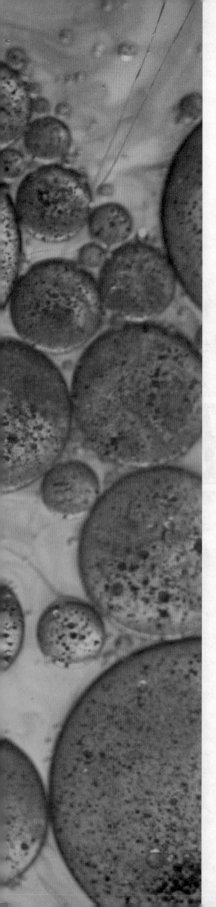

图书在版编目（CIP）数据

"变脸"细胞 / 王令朝编著. 一昆明:晨光出版社,
2023.5
（高科技托举少年强国梦）
ISBN 978-7-5715-1650-5

Ⅰ. ①变… Ⅱ. ①王… Ⅲ. ①生物医学工程－科技
成果－中国－少年读物 Ⅳ. ①R318-49

中国版本图书馆CIP数据核字(2022)第189916号

高科技托举少年强国梦

"变脸" 细胞
"BIANLIAN" XIBAO

王令朝◎编著

出 版 人	杨旭恒
策 划	程舟行 朱凤娟
责任编辑	朱凤娟 陶安桦
装帧设计	唐 剑 周 鑫
责任校对	杨小彤
责任印制	廖颖坤
出版发行	云南出版集团 晨光出版社
地 址	昆明市环城西路609号新闻出版大楼
邮 编	650034
电 话	0871-64186745（发行部）
	0871-64186270（发行部）
法律顾问	云南上首律师事务所 杜晓秋

排 版	云南安书文化传播有限公司
印 装	云南出版印刷集团有限责任公司国方分公司
经 销	各地新华书店
版 次	2023年5月第1版
印 次	2023年5月第1次印刷
书 号	ISBN 978-7-5715-1650-5
开 本	170mm×240mm 16开
印 张	8
字 数	120千
定 价	32.00元

晨光图书专营店: http://cgts.tmall.com

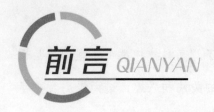

前言 QIANYAN

　　纵观人类发展的历史，科技创新始终是人类社会、经济发展的动力和源泉。科技是国家强盛之基，创新是民族进步之魂。科技创新是提高社会生产力和综合国力的战略支撑。目前，中国经济建设进入了一个全新的发展阶段，科技是促进经济发展的强劲动力，也是实现"两个一百年"奋斗目标的有力支撑。

　　当今，我国所处的国内外环境已发生了深刻复杂的变化，我国"十四五"时期以及更长时期的发展对加快科技创新提出了更为迫切的要求。也就是说，我国经济、社会发展和民生改善比过去任何时候都更加需要科学技术层面的解决方案。我们必须走科技创新的新路子，在原始创新能力上实现更多"从0到1"的突破，这是当今科技工作者义不容辞的责任。

　　为了使青少年了解世界先进科学技术、我国科技战线取得的进步和成果、未来科学技术的发展趋势以及发扬我国科研团队和领军人物艰苦奋斗、坚持不懈的精神，我撰写了"高科技托举少年强国梦"系列图书，借此引发青少年对科学技术的关注和兴趣，进而提高青少年的科学素养，同时为培养后备高端科技人才打下基础。

"高科技托举少年强国梦"丛书包括《"变脸"细胞》《中国空间站》《海洋里的"间谍鱼"》3个分册。图书既充满了科学性、趣味性和知识性，又有通俗易懂、引人入胜和图文并茂的特点。每篇文章的创作遵循"代表性""规范性"和"易读性"，让读者有兴趣读，并收获一份难得的课外阅读时光。

在《"变脸"细胞》分册中，你可以读到：新冠病毒致命的真相、共享医院、人造皮肤、超常记忆力、人造器官、五颜六色的血、克隆动物、狗狗检测癌症……让这些颇为先进的生物科学技术，展现它们的"真面目"，为你打开一扇知识之窗。

该书旨在青少年学习科学知识的同时，在潜移默化中掌握科学研究方法，培养科学探索精神，运用科学思维独立解决问题的能力。重视对青少年的素质教育，重视培养青少年的想象力、创造力、责任感和合作精神。

可以说，打开所有科学的钥匙都是一个问号，伟大的科学发明离不开多问几个"为什么"，生活的智慧也来源于逢事问个"为什么"。而一本好书，就可以让你找到心中想要的答案。

我真诚地祈愿，即使时光之钟不断地交替向前，这套"高科技托举少年强国梦"丛书也不会像时光那样匆匆划过，而是像一盏永不熄灭的心灵之灯，照亮每位读者朋友的科学之路、知识之路和奋斗之路。

最后，我由衷地感谢姜美琦、王晨逸、曹峻对丛书给予的帮助和支持。

王令朝

2023年5月

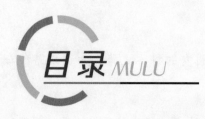

目录 *MULU*

创新科技颠覆未来医疗　001

新冠病毒致命的真相　006

揭开奥密克戎病毒的真面目　011

横空出世的共享医院　016

可识别盲文的人造皮肤　021

让鱼飞起来　026

容易疲劳的大脑　031

科学家能找到性别的"开关"吗？　037

超常记忆力　041

能让癌细胞自相残杀吗？　046

五颜六色的血　050

人工生命离我们有多远　054

医院里的智能设备　058

返老还童不是梦　062

"变脸"细胞 066

快乐情绪谁主宰 071

克隆动物 075

猪的眼角膜也能移植吗? 080

语音识别创新医疗方式 085

在脑子里和自己聊天 089

粪便也能变"黄金"吗? 093

猪心脏移植背后的女科学家 098

博人眼球的人造器官 103

小孔里的手术 108

491天历险记 113

狗狗检测癌症 117

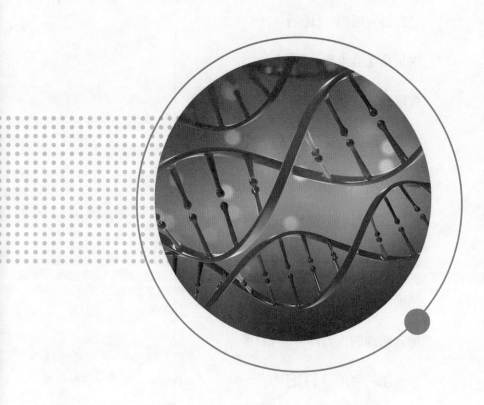

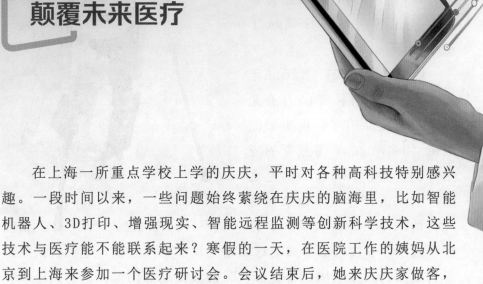

创新科技
颠覆未来医疗

在上海一所重点学校上学的庆庆，平时对各种高科技特别感兴趣。一段时间以来，一些问题始终萦绕在庆庆的脑海里，比如智能机器人、3D打印、增强现实、智能远程监测等创新科学技术，这些技术与医疗能不能联系起来？寒假的一天，在医院工作的姨妈从北京到上海来参加一个医疗研讨会。会议结束后，她来庆庆家做客，庆庆借此机会向姨妈说出了自己的这个问题。

姨妈和颜悦色地对庆庆说："创新科技正在不断地颠覆人们对未来医疗的认知，诸如让瘫痪患者重新站起来自己行走、让患者进行自我诊断、机器人实施精准到毫米级的手术、让机器替代医生诊疗……原来根本无法想象的事情，正在逐步变成现实。"

"举个例子来说吧。早在2014年6月，在巴西圣保罗举行的世界杯足球赛开幕式上，一位高位截瘫的巴西男子出现在球场上，他在机械外骨骼的支撑下为足球赛开球，这让脑腔外骨骼一时间闻名天下。实际上，外骨骼机器人最早是用于军事领域，士兵穿上它之后，能够负重几十甚至上百千克的作战装备快速行走，该技术使得士兵负重、耐力、跑跳等能力大大提高，成为战场上的'超级士兵'。现在这种技术已经进入医疗领域，并在数百家医疗康复中心使用，成为今后主要的研究方向，潜力巨大。"

庆庆又问姨妈："除了医用外骨骼机器人之外，还有哪些科技已应用在医疗领域了呢？"

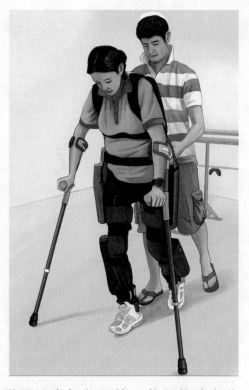

姨妈告诉庆庆："2015年7月，微软公司悬赏10万美元为该公司出品的增强现实智能眼镜'HoloLens'寻找新的应用方向，微软公司发布信息之后，引发医疗界从事教学科研人员的浓厚兴趣。教学人员让医学院学生和实习医生戴上这款增强现实智能眼镜，他们能清晰地看到虚拟的人体结构、器官形状、血液流动等图像，这有助于学生和实习医生更直观地学习医学知识。另外，还有一种很早应用于工业制造领域的3D打印技术。从2013年初开始，3D打印技术被人们快

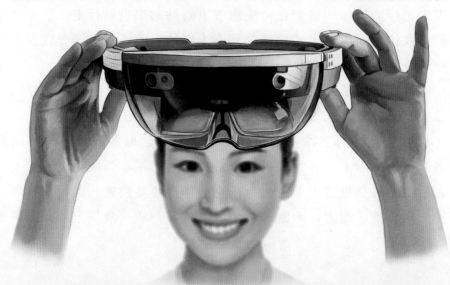

速应用于国内外医疗领域。据新技术行业研究公司'壹行研'统计，2015年，中国的3D打印市场大约有11.1%的收入来自医疗行业。这已经成为一种不可逆转的发展趋势。"

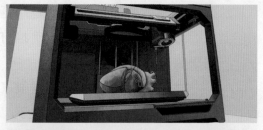

庆庆听罢，连忙对姨妈说："想不到居然有那么多的创新科技应用于医疗领域，将来是不是还有更强大的呢？"

姨妈说："那是肯定的。尽管当代医疗技术发展得如火如荼，但是仍有大量尚不能解决的医疗难题。例如，传统技术对手术前的预测和评估还不能达到精确的程度。过去在做心血管支架手术之前，医生只能依靠X射线

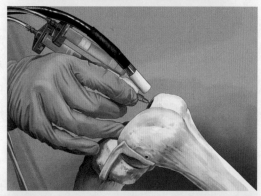

或其他平面图像来了解支架放置的位置、周边血管的形状以及弯曲程度等，仅靠这些信息，医生得不出百分之百正确的结论。如今，有了3D打印技术，医生便可以精确地立体地复制出患者的血管、心脏瓣膜等，在实施手术的过程中，把支架精准地植入到最佳位置，为提高手术成功率和改善手术质量提供了保证。同样的道理，3D打印技术在骨科、口

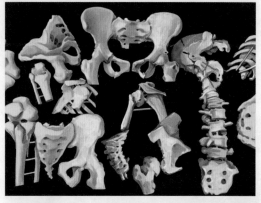

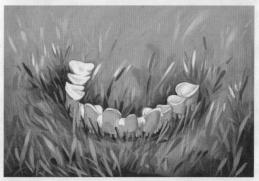

腔科等领域的应用也越来越广泛，最常见的是根据患者的骨骼、关节、牙床等具体情况，精确地打印出诸如夹板、关节、种植牙等，用于临床替换。

　　"另外，手术机器人也很了不得。如今，在外科和微创手术上使用最普遍的是被专家称之为'达·芬奇'的手术机器人，它实际上是一个精准微创手术的平台。

医生通过高清晰度三维成像探头和一个可放大10倍以上的成像系统，来细致地观察位于患者体内的病灶、周边组织状态等，并通过这个平台来操纵机械臂实施手术。更难能可贵的是，机械臂精准无误的动作，能够避免医生握

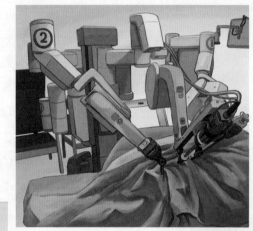

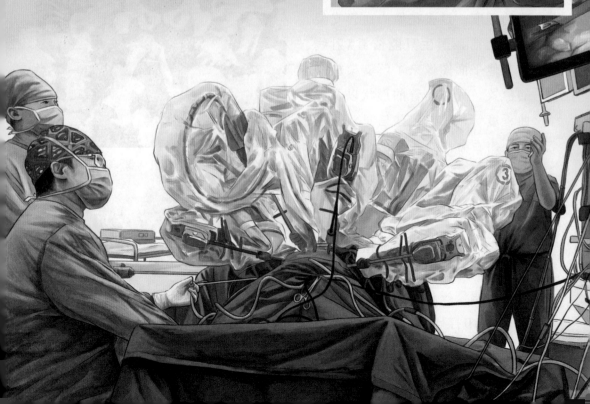

手术刀时的突发状况。手术机器人的精准程度甚至可达到毫米级水平，比外科医生人工手术的精准度高出很多。除此以外，医生通过精准微创手术平台，还可以远离X射线辐射的手术环境，避免X射线辐射带来的风险。"

庆庆不由自主地想，原来各种各样的创新科技已经在医疗领域中大显身手，这对患者来说，不啻是一种福音。

新冠病毒
致命的真相

新冠肺炎疫情暴发后，楚楚在电视新闻里听到了一个令人揪心的消息，就是大家知道的"吹哨人"李文亮医生患新冠肺炎不幸逝世。他在很早发现自己染上这种疾病后，一直住院治疗，然而还是没有保住生命。楚楚不由自主地想，新冠肺炎病毒究竟是什么东西？为何它如此凶险夺人性命呢？

楚楚带着这个疑问去了舅舅家，在病毒研究所工作的舅舅听了楚楚的一番话后，说："实际上，无论什么样的病毒，它们致病的机理都是差不多的，这是一个普遍的现象。例如肝炎病毒，它是感染了肝细胞。但并不是病毒本身导致了肝细胞发生病变，而是免疫细胞在奋起反击。免疫细胞在清除病毒的同时，也把自己的肝细胞给杀死了，于是，就发生了肝坏死现象。研究流感病毒致病机理的科学家，正在研究流感病毒与自由基的关系。"

楚楚连忙问舅舅："自由基是什么东西呢？"

舅舅告诉楚楚："所谓自由基，是一种非常活跃的化学物质，特别容易跟别的物质发生反应，一旦发生反应，就会让蛋白质变性，让DNA受到损伤。它相当于枪炮，破坏力特别大。换句话说，诸如中性粒细胞、巨噬细胞，它们发射出来的'炮弹'，可以清除入侵人身体里面的细菌和病毒。但是，这些炮弹是不分敌我的，可能会杀死敌人，也可能会伤害到自己。当病毒入侵人体的时候，身体就会奋起反击，这个时候，身体就会出现发烧的症状，此时，这些巨噬细胞、中性粒细胞等就被动员起来。你可以想象一下，如果在肺部突

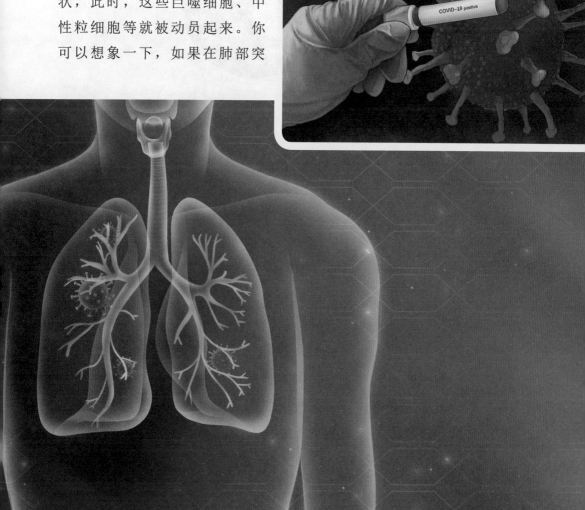

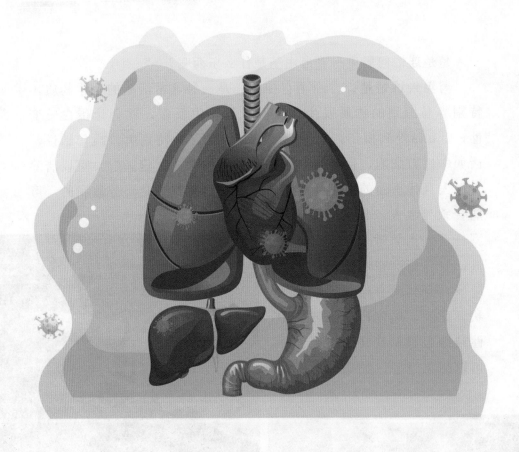

　　然打了一场战争，炮弹满天飞，天上飞机，地上枪炮，普通百姓就有可能遭殃。"

　　楚楚连忙问："如果发生这种情况应该怎么办呢？"

　　舅舅回答道："这时，就要压制自由基，防止它过量产生。一般来讲，新冠病毒有三个发展阶段：第一个阶段是感染初期，病人有乏力酸痛、没有食欲、有点怕冷等症状，此时病毒开始在身体里大量增殖；第二阶段，人们的身体开始奋起反击了，此时会出现高烧三天至五天，人体拼命清除病毒，产生过量的自由基和其他炎症因子。新冠病毒急剧下降，但人体的各种重要器官也遭到严重损害；第三阶段，因人体各个器官发生损伤，就会出现呼吸衰竭、心衰、肾衰、肝衰等，人很快会进入生命垂危状态。体质差的人可能就熬不过去，平时身体好的人，也许能闯过这一关。"

楚楚又问舅舅："看来过量的自由基是造成新冠肺炎患者死亡的主要因素，那么，怎么来解决这个难题呢？"

舅舅告诉楚楚："最重要的是对症治疗、疾病控制。在第一阶段和第二阶段，一定要想办法抑制这种过激的免疫反应，这是避免死亡的关键。关于这一点，大多数人不知道，就是一些一线的医生也不太清楚。当人们明白了其致病机理、真正元凶和直接的杀手之后，就能够对症下药。实验室有一种叫作SOD的药物，它是一种可以消除过氧化自由基的酶。科学家曾经把它注射入感染了流感病毒的小白鼠体内，结果小白鼠生存了下来。但是问题是SOD的生产难度大，而且复杂，所以，科学家建议用维生素C和维生素E来代替SOD，它们也具有清除自由基的强大功能。"

楚楚迫不及待地问舅舅："患者如何服用清除自由基的药物呢？"

舅舅说："其实呢，大多数人会将它们作为保健品使用，比如说：维生素C服用500毫克，维生素E服用100个国际单位，这是一个保健的水平。但是，用于治疗疾病时，就需要服用大量的维生素C和维生素E。适量摄取维生素可以保持身体健康，过量摄取可能导致中毒，最好遵照医嘱。当然，中药是我国宝贵的医疗资源，诸如板蓝根等中草药也具有清除自由基的功效，而且它还不会伤害人体的重要器

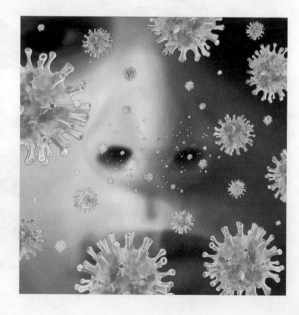

官。"

听完舅舅的一番话，楚楚终于明白了一个道理：一定要了解疾病的致病机理，才能找到正确的治病方法和对症药物。

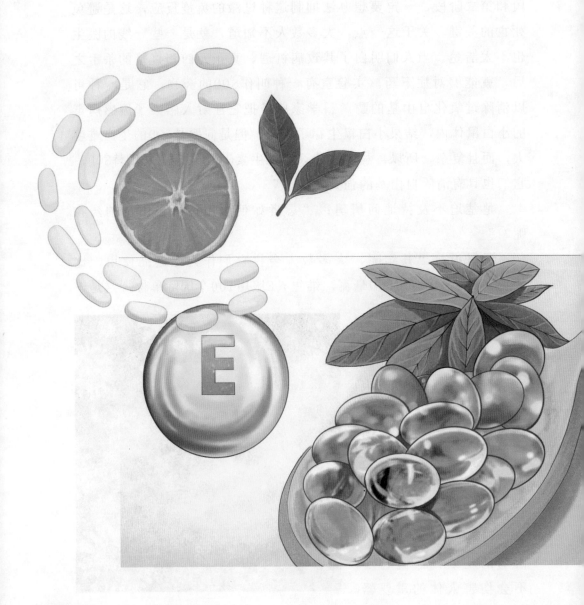

揭开奥密克戎病毒的真面目

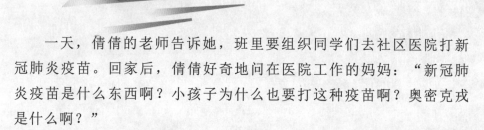

　　一天，倩倩的老师告诉她，班里要组织同学们去社区医院打新冠肺炎疫苗。回家后，倩倩好奇地问在医院工作的妈妈："新冠肺炎疫苗是什么东西啊？小孩子为什么也要打这种疫苗啊？奥密克戎是什么啊？"

　　面对倩倩的发问，妈妈对倩倩说："别急，别急，听妈妈慢慢讲。根据世卫组织提供的数据，截至2021年12月22日，以'奥密克戎'命名的毒株已出现在全球110个国家和地区。在英国、美国等地，该毒株已取代德尔塔毒株成为当地主要的流行毒株。2022年1月12日，美国新增确诊病例突破100万例，达到133.67万例。2022年1月5日，英国单日新增确诊病例峰值达到21.83万例，法国一天确诊约30万例。由于这些国家的确诊病例大幅增加，全球每日新增确诊

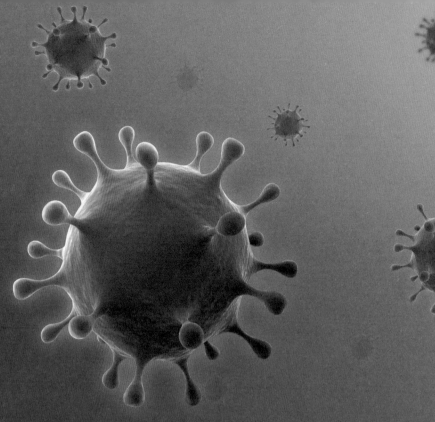
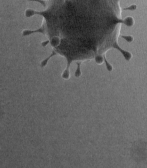

病例数也形成了一个新的峰值，单日新增确诊病例数超300万例。在新冠疫情泛滥之际，我国疫情防控部门大力开展科学、有效、严格的疫苗接种活动，至今已扩展到3岁以上人群。"

倩倩接着问妈妈："奥密克戎病毒究竟是怎么回事？为什么人们特别害怕它呢？"

妈妈告诉倩倩："奥密克戎毒株之所以倍受人们关注，主要是因为它携带大量的基因突变，仅在其表面刺突蛋白上的变异就有约30处，而新冠病毒正是通过刺突蛋白与人类细胞受体结合后感染人体的。中国防疫专家认为，随着相关数据日益增多，人们对奥密克戎病毒的了解也在不断地深入。在已有传播记录的国家中，与德尔塔毒株相比，奥密克戎毒株传播速度明显更快，感染人数更多，特别是一些变异可能会增强病毒的传染性或免疫逃逸能力。"

倩倩又问妈妈："既然奥密克戎病毒如此厉害，现有的新冠疫苗还有效吗？"

妈妈回答道："世卫组织的专家表示，从目前的研究成果来看，奥密克戎病毒并不会影响当前采用的核酸检测和抗原快速检测的准确性，当前的治疗方式对治疗新冠重症依然有效。与此同时，根据初步研究的数据，针对奥密克戎病毒，一些单克隆抗体疫苗和药物的中和能力出现了下降现象。也就是说，奥密克戎病毒的传染性十分强大，强在'通吃'，不管接没接种疫苗，都有可能感染奥密克戎病毒，接种疫苗只能预防重症发生。这也是世界上多个国家报告新冠肺炎二次感染病例增多的主要原因。与此同时，防疫专家也认

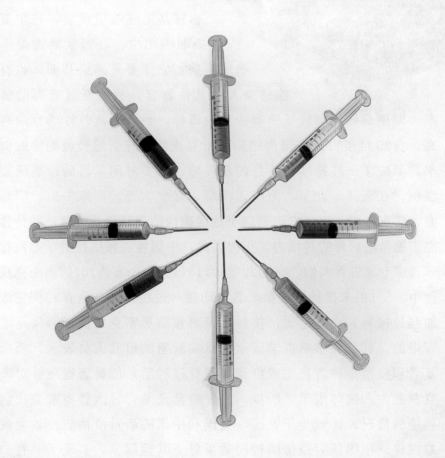

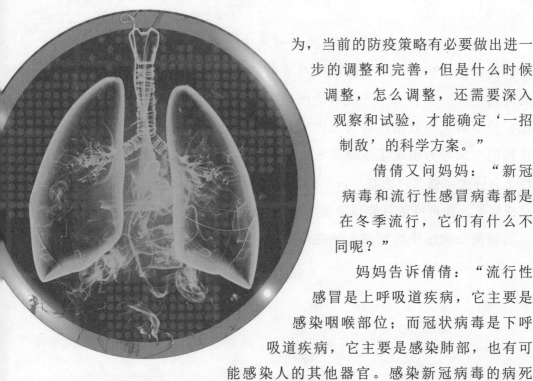

为，当前的防疫策略有必要做出进一步的调整和完善，但是什么时候调整，怎么调整，还需要深入观察和试验，才能确定'一招制敌'的科学方案。"

倩倩又问妈妈："新冠病毒和流行性感冒病毒都是在冬季流行，它们有什么不同呢？"

妈妈告诉倩倩："流行性感冒是上呼吸道疾病，它主要是感染咽喉部位；而冠状病毒是下呼吸道疾病，它主要是感染肺部，也有可能感染人的其他器官。感染新冠病毒的病死率，即使是病死率较低的奥密克戎毒株，也要比流行性感冒病毒的高。自2021年11月底国内感染奥密克戎新毒株新冠肺炎确诊病例以来，形成了一波持续几个月的新疫情，多数时间单日确诊病例超过百例，在天津、北京、上海、深圳、辽宁大连、广东中山、广东珠海、广东广州、河南安阳等14个地区确诊的奥密克戎病例，其传播力高于德尔塔病毒的传播力。正因如此，中国疾病预防控制中心流行病学首席专家告诉人们，在2022年1月12日天津公布的107例奥密克戎病例中，仅1例未接种过疫苗，其余均接种过疫苗，甚至有32例完成了加强针接种。也就是说，接种疫苗对预防奥密克戎病毒感染是非常有限的。武汉大学病毒学国家重点实验室的研究人员表示，新冠康复者和疫苗接种者在完成疫苗加强针接种后，能显著提高针对奥密克戎的中和抗体水平。所以，接种疫苗还是可以改善奥密克戎病毒感染的情况。比较一下英国、美国和中国的新冠疫情防控效果就不难发现，中国新冠疫情防控的效果好于其他国家，实现了'有一治一'和'社会面清零'的成果。"

听完妈妈的一席话，倩倩心中豁然开朗，学到了很多知识，也知道了如何预防病毒的感染，受益匪浅。

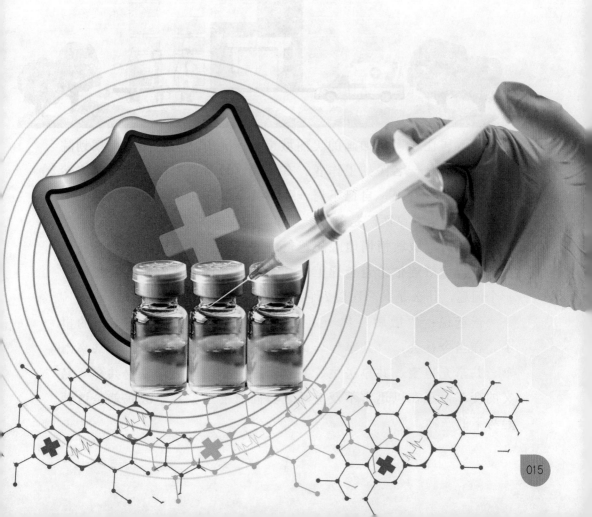

横空出世的共享医院

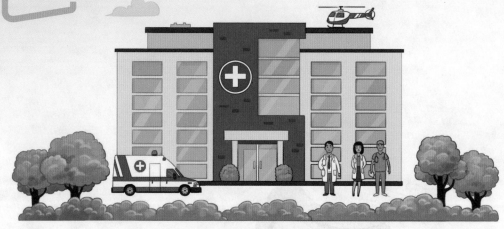

　　敏敏居住在风景如画的美丽城市——杭州，爸爸在城市规划院上班，妈妈是一名医护工作者。有一天，敏敏在书房里上网时突然听到妈妈对爸爸说，自己下周一要到共享医院去上班了。敏敏一头雾水，不知道共享医院是怎么一回事。

　　晚饭后，敏敏悄悄地跟随爸爸进了书房，看见爸爸在书桌前坐了下来，敏敏连忙给爸爸递上一杯茶水，并说："爸爸，我想问您一个问题，什么是共享医院？它与普通医院有什么不同呢？"

　　爸爸说："敏敏，你一定是听到妈妈要去共享医院工作的事了。在当今社会，'共享'一词无处不在，例如共享单车、共享雨伞、共享充电宝、共享医生、共享睡眠舱……一场场以'共享'名义的变革，正在以迅雷不及掩耳之势向前推进。共享医院就是这种趋势下的产物。"

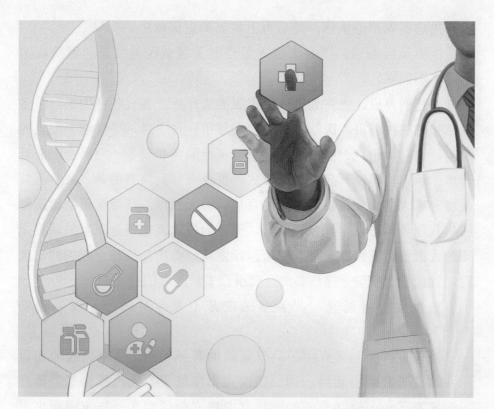

爸爸接着说："今天，在被专业人士视为最难变革的医疗领域中，采用共享医疗模式的共享医院，就在人们不经意间横空出世了。现在，即便是医疗界的专业人士也连连惊呼，传统的综合医院主导医疗产业的时代很有可能会发生巨变。"

敏敏迫不及待地问爸爸："那么，共享医院究竟是什么样的啊？"

爸爸告诉敏敏："所谓共享医院，说白了，就是一个由多家医疗机构'拼'起来的医院。在这个医院里，实行医疗资源共享模式。但是，这种"拼装"的医院并非像1+1=2这么简单。当你踏进这种神奇的共享医院时，第一感觉是医院的环境与众不同，很特别。这种共享医院就建在大商场里，大商场的低层区是一个购物区域，就医者可以先逛逛商场借此放松心情，这样可以消除平常就医时产生的焦虑不安和恐惧感，然后再上楼到高层区就医。"

敏敏又问爸爸："病人进入医疗服务区就医与去普通医院就医有什么不同呢？"

爸爸回答说："病人进入医疗服务大厅后，各式各样的医疗服务信息顿时映入眼帘，医疗科室的楼层导引一目了然，不仅统一配置的检验、病理、超声、医学影像等基础医疗服务和设备一应俱全，而且药房、手术室等也开启了共享模式。更令人感到惊喜的是，共享医院就像一家大型商业超市，它海纳百川、得天独厚，任何优质的诊所和医生从业者都可以'拎包开业'，无须为投入大笔资金而发愁，更无须为人流量而发愁。一批批优质医疗团队、诊所扎堆在一起的共享医院，就像美食广场一样，必然会吸引众多就医者的目光。"

敏敏接着问爸爸："共享医院是不是今后的一个发展趋势呢？"

爸爸说："刚才介绍了共享医院的各种优点，共享医院的问世正在改变着我们身边的一切。就医成本降低了、人气提升了、诊疗质量提高了……这种全新的医疗商业模式就像潮水一样奔腾而来。毫无疑问，它将彻底打破传统医院的运行模式。随着移动互联网技术的迅猛发展，今后人们只要在家里摇一摇手机，就可定位到居住地周边最适合自己看病的共享医院，与此同时，共享医院的

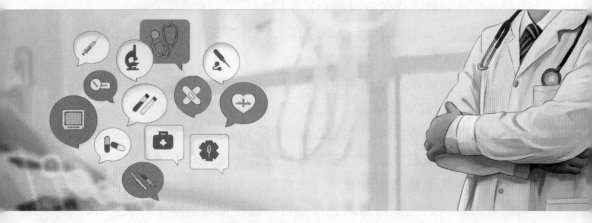

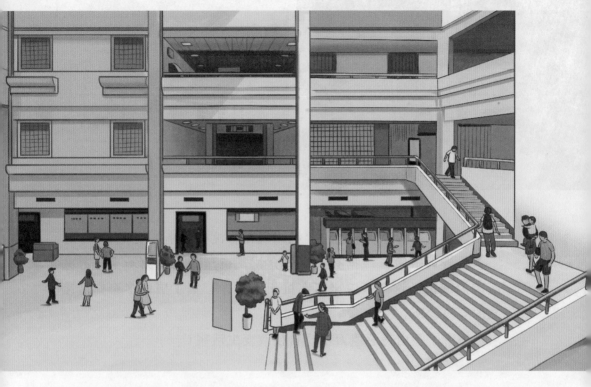

APP立马会为你计算出距离、治疗效果评估、诊疗费用等信息，并通过综合考量，为你提供最佳就医方案。

"随着第三方支付系统的日趋成熟，患者看病可以按照病种付费，并实现'先诊疗后付费''先治病再给钱'等人性化方式。也就是说，你在共享医院可以安心看病，不用当场支付，一切待回家后再说。又如，随着国家全面信用体系的建立和完善，就医者可以随时对医生的服务质量和水平进行评价。就医者也可以通过智能手机和电脑点开APP，查看医院、诊所、医生的口碑分值，让'乱收费''乱诊断''乱检查'等丑恶现象烟消云散，一去不复返。"

爸爸接着又说："这是一个变幻莫测的时代，各种新科技、新模式井喷式地涌现，短短几年就改变了医院延续数百年的固有运作模式。预计，随着共享医院的流行和发展，医生执业将更加自由化，而患者看病也会更加多样化，这是一个极其美好的双赢模

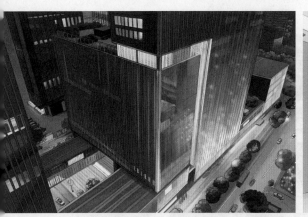
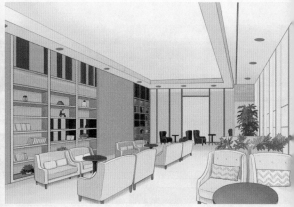

式。"

敏敏迫不及待地问爸爸："杭州现在有没有共享医院呢？"

爸爸告诉敏敏："据有关媒体介绍，杭州是国内第一家开办共享医院的城市，这个医院坐落在杭州大厦，汇集了国内多个知名度较高的专科诊所。"

敏敏听了不由得感慨万千，科技改变生活啊！

可识别盲文的
人造皮肤

越越是一个与众不同的女孩，自从懂事以来，她就喜欢变形金刚、机器人，而不是布娃娃、毛绒玩具。有时候，越越会想一个问题，如果机器人能像人一样拥有有触觉的皮肤和有感觉的神经，那么人和机器人互动时，该多有趣啊！

有一天，越越的学校来了一位设计制造机器人的专家，给同学们做知识讲座。讲座结束以后，越越兴奋不已地向专家伯伯请教，并把自己的问题告诉了专家伯伯。专家伯伯听罢，乐呵呵地告诉越越："其实，世界各国的机器人科学家都在努力将人们具备的全部感官能力'复制'到机器人身上。但是，对机器人而言，能够实现一项感官能力就已

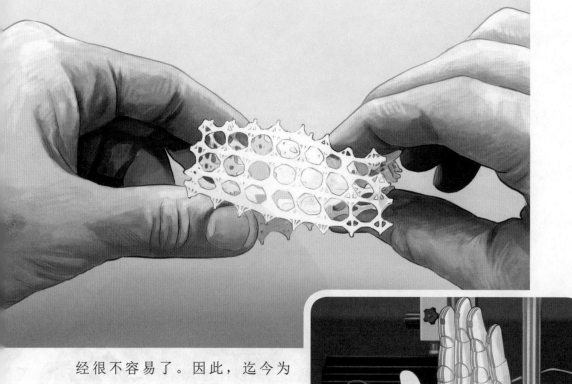

经很不容易了。因此，迄今为止，机器人仍然缺乏一些极其关键的感官能力，其中就包括人精密而完善的触觉。"

越越迫不及待地问专家伯伯："人们是否能赋予机器人触觉呢？"

专家伯伯回答说："相对于听觉、视觉而言，人类天生的触觉更加复杂。触觉感官的模拟十分困难，这种感官'集成'了上千种传感器来追踪不同类型的压力，这种压力包括柔软的触摸、强有力的触摸、温度变化、位置的变化等。这些庞大的信息需要通过神经网络传送，神经信号通过局部神经簇传到脊髓并最终传至大脑，只有当信号足够强时，信息才能在传输过程中成功地连接起来。美国斯坦福大学鲍哲南教授、韩国首尔大学 Tae-Woo Lee 教授、中国南开大学徐文涛教授团队向媒体宣布，将联合起来研发一种人造感觉神经，也可称之为'人造传入神经'，它能够以类似于人生物神经的方式发挥作用，感知、触摸过程并与其他神经连接。"

越越又问道："要实现这个目标，关键技术有哪些呢？"

专家伯伯告诉越越："根据科学家们的设想，主要有三大核心组件。第一是触觉感受器，它是由一组压力传感器组成，把它连接到一个作为人造神经元的环形振荡器上；第二是人造神经元，它是一种柔性材料环形振荡器，负责产生相应的电压变化，其灵敏度和工作范围与生物皮肤的灵敏度和工作范围相当；第三是人造突触晶体管，它可以将电脉冲输出，形成完整的反射弧，实现感受方向、传递信息、识别盲文等功能。"

越越接着问："科学家们是不是已经完成了这个科研项目了？"

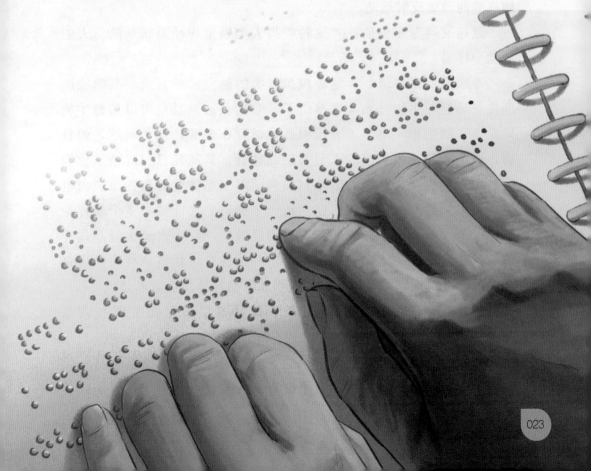

专家伯伯回答说："2015年，著名杂志《Science》曾经刊出鲍哲南团队一项人造皮肤成果的论文。当时，团队制造的人造皮肤已经可以响应压力变化，并向神经细胞发送信号，因此已接近人皮肤触觉的真实机制。然后，当今的人造感觉系统，能够帮助人造皮肤实现更接近生物体的触觉，它能感受物体运动方向、传递信息和识别盲文字符来实现阅读。但是，光有灵敏的压力感觉还不能打造出人造感觉神经，它还必须能够实现生物体神经信号的兼容。为此，研究人员做了一项试验，将这种人造神经元的一个电极插入蟑螂腿的神经元，组合成生物—电子混合反射弧，来自人造感觉神经的突触可将电流经过特定放大器后连接到一条蟑螂腿上。实验结果表明，当人造感觉神经接收到压力的输入时，产生的放大信号会引起腿部胫骨伸肌的兴奋，蟑螂腿的弹跳反射就被激活了，这实现了蟑螂腿的弹跳反射运动。"

越越又问专家伯伯："这种模拟人类触觉神经系统真的与人的触觉一样吗？"

专家伯伯回答道："这种模拟人类的触觉神经系统，其响应速度控制已经与生物体系非常接近了，它的灵敏性甚至可以超越生物体系。它的生物—电子混合反射弧虽然存在电源功耗的问题，但目前，以纳米线技术构成的人造突触晶体管，其能耗已经降至与生物突触类似的程度。传统的硅基材料利用多个晶体管等器件组成的电路也可以实现突触的功能，但实现一个突触的功能需要多个器件。科学家为了解决这个难题，摒弃了模拟触觉神经中人造突触晶体管传统的硅基突触技术，他们采用了一种柔性有机材料，使得人造突触晶体管具有很好的柔韧性、低成本、低功耗等特点。"

越越接着问："这种具有类人触觉的皮肤用在了哪些方面呢？"

专家伯伯最后告诉越越："科学家指出，这种柔性有机材料可以用于制造人造神经、机器人手臂以及与柔软人体组织结合假肢和可穿戴电子产品等，这是一个非常好的事情。这也就意味着，未来，科学家可以集成更多的人造神经系统，接收各种不同的感觉信息。它还有望开发出更智能的人造皮肤，赋予未来机器人更强的能力，使得机器人能够与千变万化的环境交互，执行诸如照顾老年人等任务。当然，目前人造感觉神经还处在初步研发阶段，尚不能像人类皮肤那样感知更加复杂的机械和温度等。科学家希望通过进一步强化其功能，尽早将其投入使用，造福人类。"

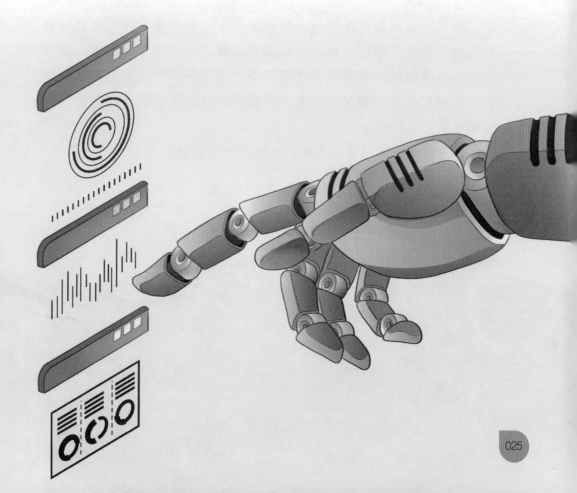

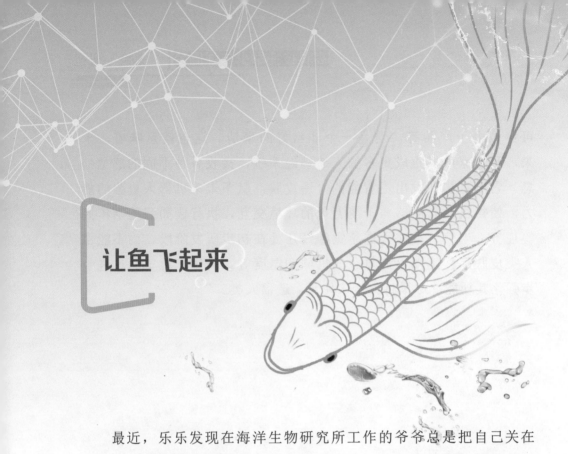

让鱼飞起来

最近，乐乐发现在海洋生物研究所工作的爷爷总是把自己关在书房里，端坐在电脑桌前，一边操作电脑，一边不停地在纸上画着什么……晚餐时，乐乐忍不住问爷爷："爷爷，这几天您在书房里忙什么呢？"爷爷对乐乐笑笑，回答道："最近，我正在研究一种能在水面上飞行的独特的鱼。"

乐乐好奇地问爷爷："那是一种什么样的鱼啊？"

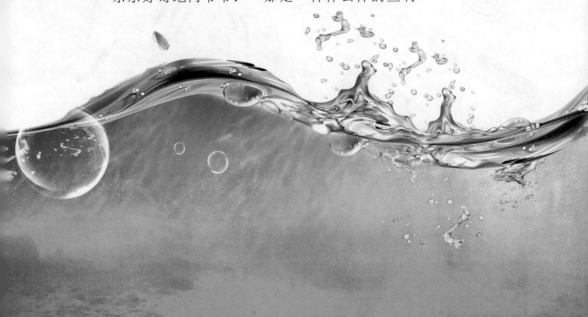

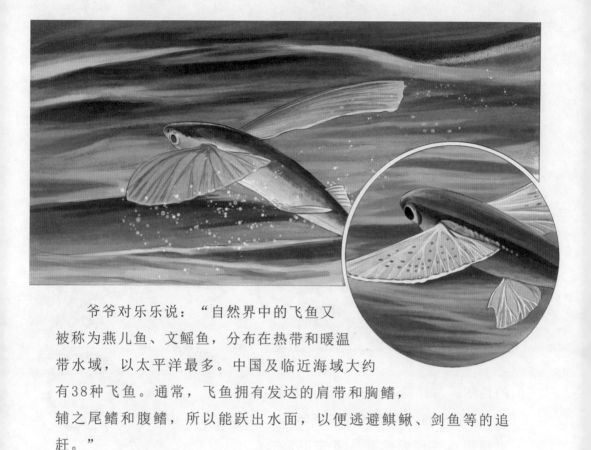

爷爷对乐乐说："自然界中的飞鱼又被称为燕儿鱼、文鳐鱼，分布在热带和暖温带水域，以太平洋最多。中国及临近海域大约有38种飞鱼。通常，飞鱼拥有发达的肩带和胸鳍，辅之尾鳍和腹鳍，所以能跃出水面，以便逃避鱚鳅、剑鱼等的追赶。"

乐乐迫不及待地问爷爷："这种飞鱼怎么会拥有这样的本领呢？"

爷爷告诉乐乐："放眼广袤的自然界，不同的动物，身体形态差异很大，这种形态上的多样性很大程度上归功于自然选择。一直以来，科学家也不知道是什么样的遗传机制让飞鱼有了这种本领。2020年11月，美国的研究人员揭示了飞鱼演化成奇特鱼鳍的遗传机制，他们运用多种技术手段发现，只需要两个基因变化，就足以让飞鱼拥有这种奇特的身体结构，其机制之简单让研究人员惊讶不已。研究人员使用化学试剂和伽马射线，在1万多个斑马鱼胚胎中诱发了随机突变，然后从那些存活至成体的个体中，寻找他们感兴趣

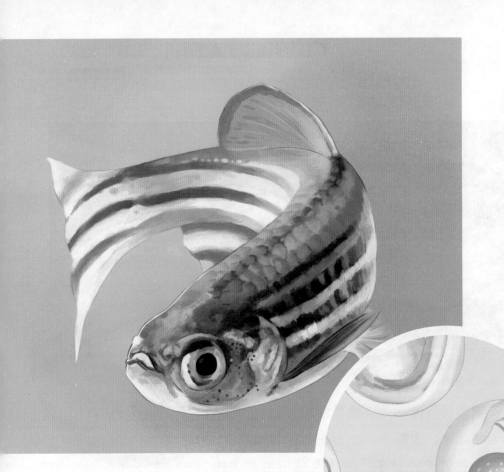

的性状。与此同时，另一组研究人员筛选了斑马鱼的长鳍突变体，更精确地寻找调控斑马鱼鳍生长的基因变体，最终，他们的目光落到了两个突变上，分别是钾通道的突变和亮氨酸转运体的突变。实验表明，通过钾通道和亮氨酸转运体的突变，可以调控鱼身体某处结构的形状、长度和大小，这个发现被生物学家称之为演化的胜利。"

乐乐又问爷爷："鱼类的这种演变又是怎么回事呢？"

爷爷回答乐乐："对鱼鳍的发育和演化进行研究，是一件十分繁琐和困难的事。生物学家研究表明，与鱼鳍和肢体发育相关的遗传机制是相当保守的，它会涉及四足动物肢端指（趾）结构和鱼鳍外缘结构的形成。同时，编码鱼鳍和肢体的遗传机制又是非常古老的。早在约4.5亿年前，斑马鱼和四足动物的祖先就已经分道扬镳了，而这种飞鱼的返祖现象却还原了数亿年前的演化图景。专家发现，只需一条表达通路上发生突变，就可以影响斑马鱼鳍的发育模式，使其展现出发育成四肢的潜能，也就是说，会'飞行'的斑马鱼的胸鳍和腹鳍都与类似四肢的骨质结构相连，会形成两块'中辐鳍骨'，它们与近端辐鳍骨形成关节，这些新形成的骨骼上甚至还有肌肉附着，这样的结构，使它已经展露出更为精细的四肢的雏形。"

乐乐又问爷爷："鱼类演变的起源是什么啊？"

爷爷告诉乐乐："如今，演化发育生物学家正在思考这个问题，鱼鳍和四肢这一套发育程序，最初是从哪里来的？这样的程序一定是有源头的，它不可能凭空产生。演化发育生物学家猜想，这套程序有可能来源于动物体内其他部位的一套更古老的发育程序，也就是说，编码偶鳍（鱼类身体两

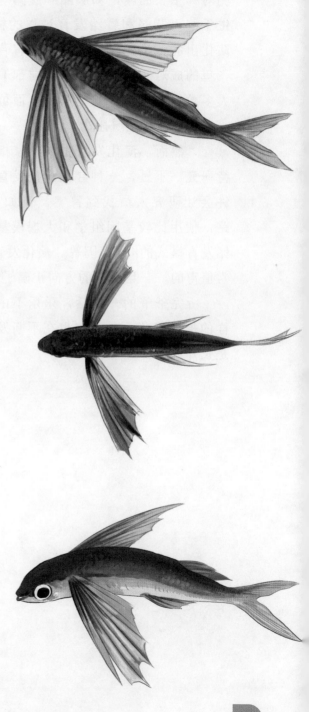

侧对称生长的鳍，如胸鳍和腹鳍等）和四肢的遗传机制，可能是衍生于编码背鳍和臀鳍发育过程的机制。例如，七鳃鳗是约5亿年前演化出的一类无颌鱼，它们拥有背鳍和臀鳍，但没有偶鳍。又如，飞鱼的成对胸鳍（位于身体前部）和腹鳍（位于尾部之前）比其他大多数的硬骨鱼更长更坚硬，而位于身体上下两侧的奇鳍则相对较小，可以减小空气阻力。

"然而，演化发育生物学家指出，这些演化是如何发生的仍有待研究。不过，一种寻找调控发育程序基因的新思路、新方法，也许会让研究人员找到答案。例如，调控异速生长的胰岛素信号通路，使用比较基因组学和大规模基因筛查技术，以及调控肢体和鱼鳍发育模式的Hox基因等。演化发育生物学家认为，他们的努力是非常值得的，一旦思考的方向正确了，就会得到意想不到的结果。"

听完爷爷的一席话，乐乐不由得心想，原来生物界充满各种各样的神奇奥秘，科学家也在不断发现令人惊叹的奇异现象，今天真是长知识了。

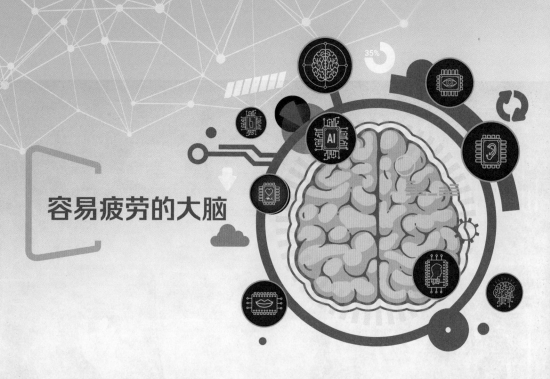

容易疲劳的大脑

　　明明的爸爸三十二岁了，近来总是精神状态不好，没办法集中注意力，思路也不清晰，反应力和判断力都比别人迟缓一点儿。明明陪爸爸去医院检查，神经科的医生判断这可能是大脑疲劳的缘故。医生说："对普通人而言，小时候在公园里玩耍时，即便是跑跑跳跳玩几个小时也不会感到疲倦；步入青春期以后，通宵学习或者参加同学聚会玩到很晚，只要利用半天多的时间休息，也能从疲惫中恢复过来。然而，到了三十多岁，疲惫感却总是挥之不去。大多数人会通过喝咖啡、喝浓茶、抽烟等方式来振奋精神，可是还是赶不走疲惫。这实际上是，人疲劳的不是身体，而是大脑。"

　　明明迫不及待地问医生："大脑疲劳是怎么回事呢？"

　　医生回答道："大脑疲劳典型的症状有以下几个方面：注意力不集中，思路不清晰，健忘，反应力和判断力下降，学习和理解能力明显降低。从脑神经学的角度来说，大脑疲劳与前额叶皮层的活动减弱有关，前额叶皮层主要负责调控决策和执行能力，还会调节批判性思维能力。实际上，人不论做什么，只要活动时间一长，大脑皮质就会由兴奋状态转入抑制状态，人就会感到疲劳。所以说，

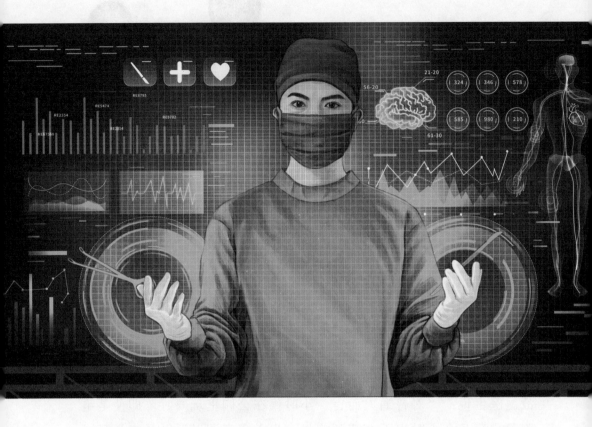

平时大家所说的休息，其实并不是让身体休息，而是要塑造一个不易疲劳的大脑。"

明明又问医生："那么，如何才能让大脑不易疲劳呢？"

医生告诉明明："科学家指出，人们要想有一个不易疲劳的大脑，必须要解决以下四个方面的问题：一是睡眠不足。实验证明，一个人在睡眠不足的情况下，身体就容易出现明显的疲劳感。也就是说，在身体需要休息的时候，人们没有马上去休息。在经常熬夜的情况下，精神状态会变差，大脑等得不到静养，器官功能下降，人体总体机能降低。二是缺乏营养补给。人会感觉到疲劳，还可能是身体需要的营养物质供给不足引起的。例如，有些人存在过度减肥的行为，经常通过节食的方式来控制体重等。如果身体需要的营养供给不足，疲劳感也会很明显。人们可以通过吃含糖或者含有热量的食物来补充营养物质，进而缓解大脑疲劳。三是过度运动。人感觉到身体疲劳、乏力，也可能是运动过度引起的。例如，有些人经常会进行身体锻炼，在锻炼的情况下，身体会消耗较多的能量，如果这些能量消耗过多，而身体又没有得到及时的休息，人就会感到疲劳。因此，切不可经常过量运动，以免损伤大脑。四是疾病因素。人体出现某些疾病之后，同样也容易导致疲劳。例如，常见的脑血管疾病、心血管疾病在发展过程中，都可能导致人的身体组织供血或供氧不足，此时人就会感觉到疲劳。因此，针对心血管或者脑血管出现的疾病，我们需要在第一时间采取治疗措施。"

医生接着对明明说："当然，有些人的大脑容易疲劳，还与他们的心理状态、个体性格、生活习惯密切相关。例如长期心理压力过大的人。在当今快节奏的生活中，有些人时不时会产生压力和焦虑，学生会因为考试而紧张、焦虑，职场人士在工作业绩不佳的情况下，也会倍感压力和焦虑。又如总是过度思考的人。研究显示，成年人的大脑虽然只有约1.4千克重，仅占身体重量的2%左右，但是它却可以消耗20%左右的能量。大脑所用能量的三分之二是用于神经元细

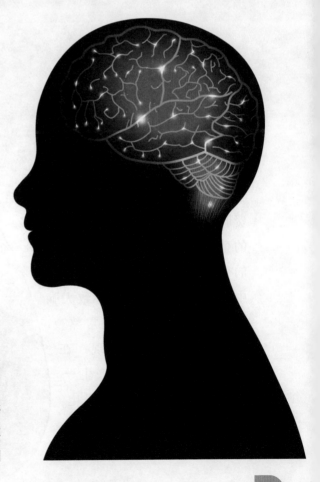

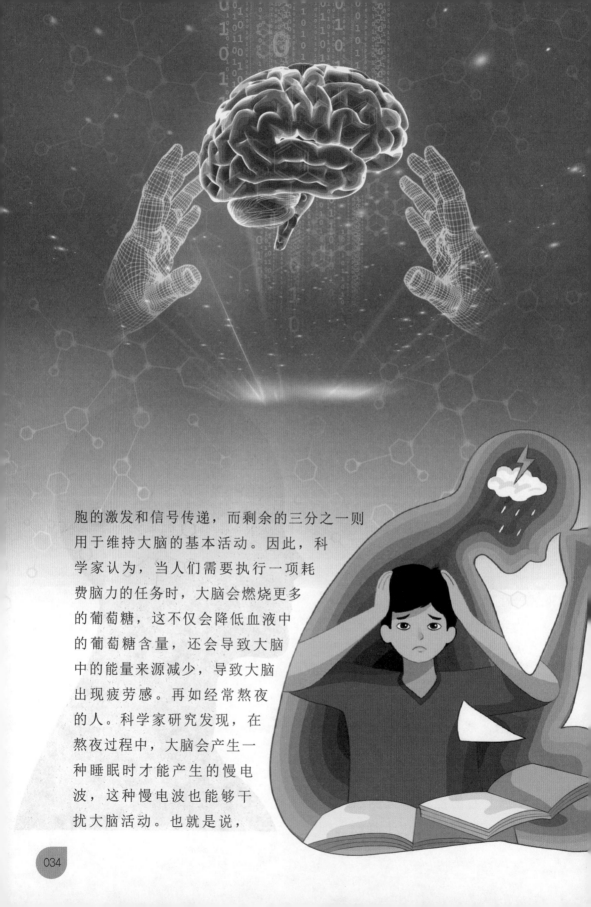

胞的激发和信号传递，而剩余的三分之一则用于维持大脑的基本活动。因此，科学家认为，当人们需要执行一项耗费脑力的任务时，大脑会燃烧更多的葡萄糖，这不仅会降低血液中的葡萄糖含量，还会导致大脑中的能量来源减少，导致大脑出现疲劳感。再如经常熬夜的人。科学家研究发现，在熬夜过程中，大脑会产生一种睡眠时才能产生的慢电波，这种慢电波也能够干扰大脑活动。也就是说，

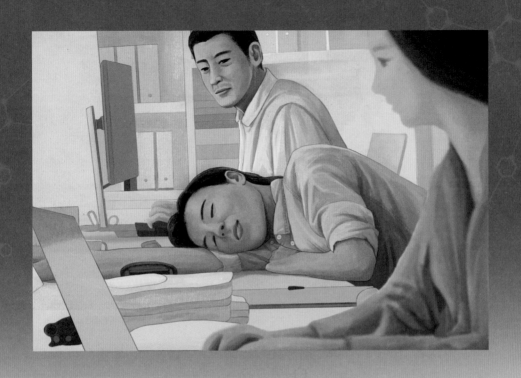

　　熬夜会加重人的大脑疲劳感，使得脑细胞的神经网络交流缓慢，进而影响思考和视觉的感知能力。所以，越熬夜你就越感到疲劳，因为你的大脑已经进入类似睡眠状态了。当然，对大脑有慢性炎症的人来说，炎症会影响大脑维持觉醒状态的能力，这就像有团迷雾在你的脑子里，想事情想不清楚、情绪低落、神情倦怠等。专家指出，通常大脑产生炎症的原因是，身体发炎产生的炎性因子通过循环系统进入大脑，诸如肠胃炎、咽炎、糖尿病、免疫力低下等会导致大脑内部产生炎症。"

　　明明又问医生："还有什么需要特别重视的情况吗？"

　　医生回答道："除了上述提到的方法之外，对一个正常的健康人来说，在白天工作或者学习的过程中都会感到精力充沛，思维活跃。在完成一些工作时，效率比较高。人们一旦发现自己的工作效

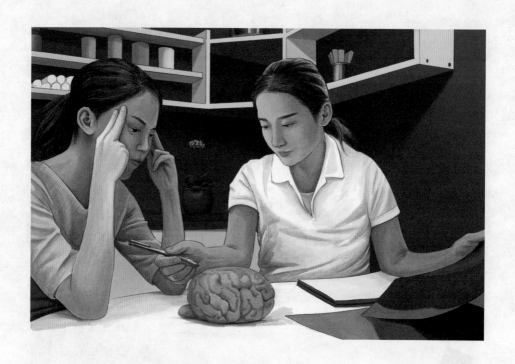

率下降，而且总有大脑疲劳或身体乏力情况出现时，就要高度重视了。这种疲劳、乏力现象，有时也和身体的病变有关，人们需要采取合理的措施来缓解这种疲劳感，才能避免长期疲劳、乏力对工作和生活造成的严重影响。"

科学家能找到性别的"开关"吗?

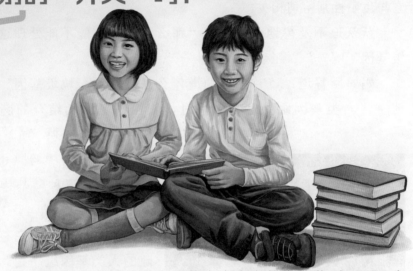

　　跃跃是一名实验小学的学生,他有个亲密的小伙伴叫可可,在学校里总能见到他们俩形影不离的身影。有一天,他们俩在操场上谈起了各自的兄弟姐妹。跃跃说他只有一个哥哥,没有妹妹,而他爸爸很羡慕别人家有女孩;可可说他只有一个妹妹,没有哥哥,而他妈妈很想再要一个男孩。跃跃心想,现在科技这么发达,是不是能让人们按照自己的意愿生男生女呢?

　　跃跃放学后回到家里,看见在市生殖卫生中心工作的妈妈,坐在沙发上看杂志,跃跃连忙凑过去问妈妈:"爸爸一直盼望着家里有个女孩,而我的同学可可,她妈妈则希望生一个男孩,您说这样的愿望能实现吗?"

　　妈妈哈哈大笑起来,她对跃跃说:"这可是一个严肃的科学话题哦！其实，科学家们长期以来也在苦苦追寻答案。这么说吧，曾经有一本科普书描写过这样一种情景：在一群红鲷鱼中只有一条雄鱼，当这条雄鱼离开群体后，在群体中就会有一条雌鱼慢慢变成雄鱼。你说奇不奇怪？难道性别这么重要的事儿，还能这么随意转换？然而，事实并非如此简单。《科学》杂志曾发表一项研究成果，科学家指出：在生理性别的分岔路口，站着一段五百来个碱基长的'垃圾基因'，它与生殖性别密切相关。"

跃跃迫不及待地问妈妈："那么，科学家能不能处理这个'垃圾基因'呢？"

妈妈回答道："首先要知道什么是碱基长'垃圾基因'。通俗地讲，人类基因组中含有碱基对，它由与氢键相结合的胸腺嘧啶

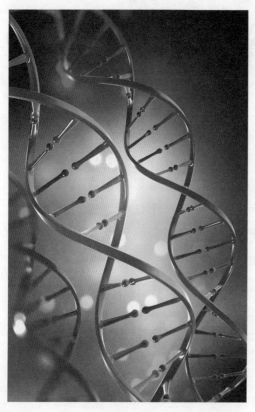

（T）、腺嘌呤（A）、胞嘧啶（C）、鸟嘌呤（G）、尿嘧啶（U）五种碱基排列成碱基序列。2022年4月1日，人们已测序成功首个完整、无间隙的人类基因组序列。专家指出，人体内98%的基因是'垃圾基因'，它们是非编码的DNA，决定性别的是染色体基因（SRY）。英国弗朗西斯克里克研究所罗宾教授团队找到了一个神奇的增强子Enh13，这种增强子直接作用于性别决定蛋白基因Sox9，只要去除这个并不编码任何蛋白的'垃圾基因'，染色体基因（SRY）就能决定性别。"

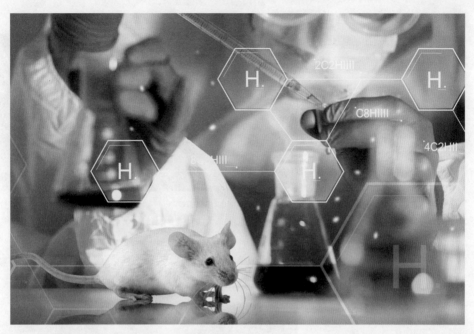

跃跃接着问妈妈："既然是这样，那么生男生女是一个随机的事件吗？"

妈妈告诉跃跃："表面上看起来好像是一个随机事件，实际上并非那么简单。在胚胎早期的发育过程中，性别是很模糊的，那些细胞有可能发育成男孩，也有可能发育成女孩。SRY作为一个转录因子，它含有一个典型的DNA结合结构，是以一种序列特异方式与DNA相结合的，所以它的重要工作就是调整和控制蛋白基因Sox9。蛋白基因Sox9通过与下游的一系列基因发生作用，可以直接控制雄性发育的起始过程，也就是出现雄性生殖器的胎儿。罗宾教授还指出，在胎儿发育的过程中，还有很多'垃圾基因'在发挥作用。"

跃跃对妈妈说："我还是不明白'垃圾基因'究竟是什么东西。"

妈妈说："其实，在人体所有DNA中，编码蛋白的DNA实际上只占2%，剩下的98%好像并不工作，因此，连科学家在很长一段时间里都想不通这些DNA到底有啥用，于是就把它们叫作'垃圾基因'。当然，现在科学家已经了解到，这些非编码DNA也有它们自己的岗位，例如上面所说的增强子，也就是一种增加基因转录频率的DNA序列。

罗宾教授指出，在整个基因组内，大约有100万个增强子调控近21000个基因，按照这个比例，蛋白基因Sox9也有一定数量的'支援者'，它们分布在200万个碱基对之间。与此同时，罗宾教授团队综合使用了多种测序技术，对早期胚胎发育过程中的基因进行了筛查，确定了唯一一段名为Enh13的必不可少的

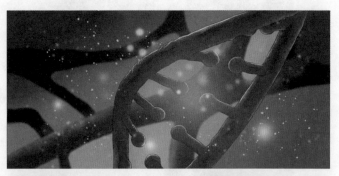

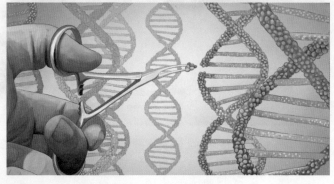

基因，正是它决定了生殖的性别。"

　　妈妈最后说："关于这一点，科学家在研究小白鼠的试验中也获得了证明，缺少Enh13基因的XY小白鼠长出了全套子宫、卵巢……罗宾教授团队特别强调，Enh13基因在哺乳动物中是相当保守的，并且它与很多性别发育相关的转录因子都有结合点，也就是说，人类首次证明了改变DNA的非编码区蛋白因子能够逆转性别。Enh13基因也与人类性别发育障碍有关，可以帮助医生诊断相关疾病。另外，科学家还发现，至少一半的人类发育障碍遗传原因不明，这主要是因为以往对这类患者的分析集中在编码基因部分，而忽略了非编码基因。今后，科学家将会仔细深入研究占98%的'垃圾基因'，探索其鲜为人知的秘密，找到真正决定生男生女的'开关'。"

超常记忆力

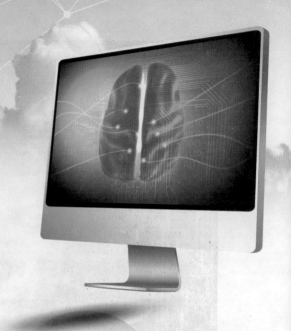

　　喜欢看电影的丁丁，除了经常光顾电影院之外，还在网络上搜寻感兴趣的影片。有一次，他在网络上看了一部超级英雄电影《X战警：天启》，影片里每一个变种人都有超常能力，他们可以引发风暴、心电感应、控制引力等，其超越常人的强大记忆力更是令人惊叹不已。丁丁心里想，《X战警：天启》毕竟是一部科幻电影，在现实生活中究竟有没有拥有超常记忆力的人呢？

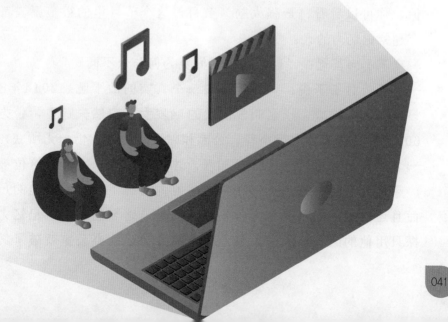

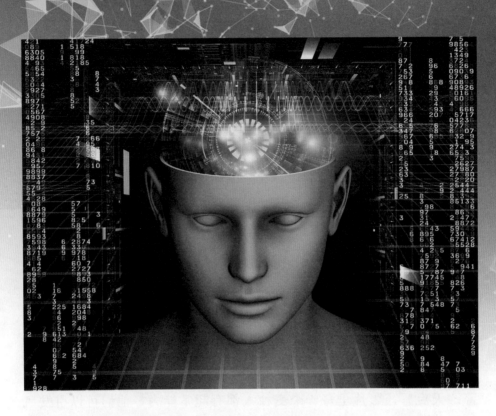

　　丁丁把这个疑问告诉了爸爸，爸爸和蔼可亲地对丁丁说："实际上，在现实生活中同样也有拥有超常记忆力的人。尽管他们不像电影《X战警：天启》里的英雄那么酷，但还是令科学家们倍感震惊。你可以看看《最强大脑》节目，这个节目里的很多嘉宾都是拥有超常记忆力的人。"

　　丁丁问爸爸："他们的大脑究竟为何与众不同？"

　　爸爸对丁丁说："先给你讲一个真实的故事吧。2014年8月28日，在英国伦敦，一名叫爱丽丝的14岁女孩突然失踪了，警方派出600名警员搜遍了大街小巷、公园和附近河流等，仍一无所获，直到一名具有超常记忆力的警探加入，才侦破了这个案件。这位被称为'超忆者'的警探，不仅在很短时间内找到了女孩爱丽丝的尸体，而且还确定了凶手。令人啧啧称赞的是，这名拥有超常记忆力的警探只用他的眼睛和大脑，甚至没有离开自己的办公室就破了案，这

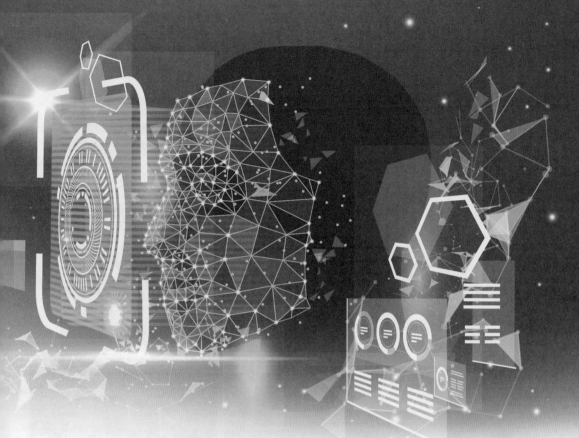

是怎么回事呢？原来，这名警探仔细调看了爱丽丝最后消失地点周边范围内的300个摄像头记录的图像，尽管这些数千个小时的图像像素低、质量差，然而这位拥有超常记忆力的警探却能对任何一张见过的面孔过目不忘。他在脑海中一次又一次地对面孔进行分析、对比，最终锁定要找的目标人物。"

丁丁听罢，迫不及待地问爸爸："超常记忆力的人难道比智能机器人还厉害吗？"

爸爸告诉丁丁："你说得没错！大家都知道，如今随着智能化技术和传感器技术的迅猛发展，人脸识别系统也已投入实际使用。但是，这些技术的使用往往会受到各种条件的限制。这是因为人脸的生物结构和特征都十分相似，这不利于区分个体，加之人脸外形具有不稳定性，在不同表情、不同环境和不同观察角度下，人脸的视觉图像差别会很大。更麻烦的是，这种信息化、智能化的人脸识别系统还需要使用者的配合，一旦使用者故意伪装或者采集条件不

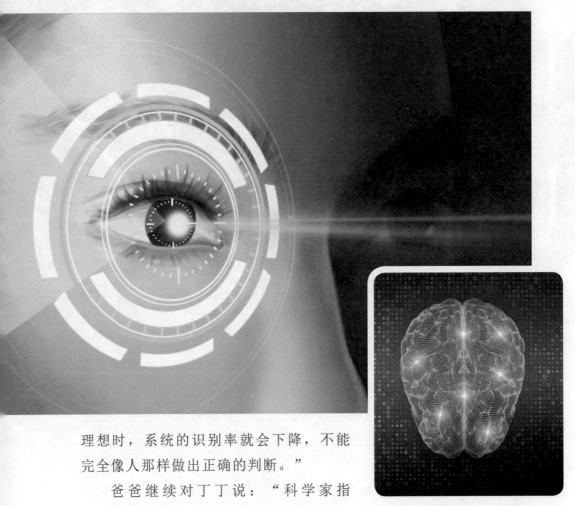

理想时，系统的识别率就会下降，不能完全像人那样做出正确的判断。"

爸爸继续对丁丁说："科学家指出，普通人群有20%的概率能够认出曾见过的人脸，然而具有超常记忆力的人，他们的认出概率可高达95%。一名研究人员曾经做过如下的测试：让'超忆者'观察一张10年前的旧照片，他们仍旧可以辨认出曾经见过的那些人。在另一项测试中，'超忆者'可以找出50%的名人的童年照片，这个数字是普通人群平均数的10倍，即便是最先进的面部识别软件也辨认不出，这是因为童年照片与长大成人的照片相差甚远。举个例子，在英国伦敦2011年夏天发生的大骚乱中，警方使用面部识别软件，从4000张图像中仅确定了一名暴徒，但'超忆者'警探却认出了190名嫌疑人。"

丁丁又问爸爸："那么，这些拥有超常记忆力的人，他们的本领又是从何而来的呢？"

爸爸回答道："人是辨别面孔的专家。医学研究表明，大脑有前颞叶和枕叶的特殊区域，它们是承担记忆功能的主力军。该区域相当于高效识别模块，它识别人脸需要的反应时间只需170毫秒，比眨眼速度还快。右脑主要负责识别陌生人面孔，左脑则负责识别熟人面孔。人们在辨认记忆时，大脑会先处理整张脸，接着再识别其具体特征并进行表情分析。"

爸爸最后告诉丁丁："科学家认为，'超忆者'拥有一种真实而神秘的天赋，只有1%～2%的人拥有超级识别能力。但是一开始他们并不知道自己有这种特殊技能，一般要在20多岁到30多岁时才会被发现。科学家还发现，'超忆者'更擅长辨认与自己同人种的人。所以，要辨认白人，最好用白人'超忆者'；要辨认黑人，最好用黑人'超忆者'。'超忆者'为何比其他人更具有识别和记忆能力，目前科学家尚未彻底搞清楚。相信随着科技的发展，科学家总有一天会解开这个谜团。"

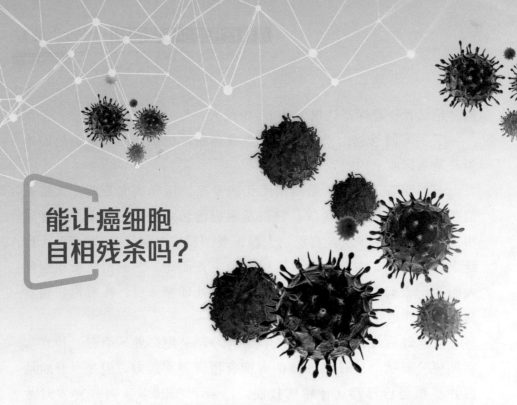

能让癌细胞自相残杀吗？

中中出生在一个医药世家，从他懂事开始就耳濡目染医药方面的知识，上学以后更是喜欢翻阅爸爸书柜里的各种医学书籍，遇到不清楚的地方总要缠着爸爸问个明白。

有一天，中中突发奇想，如今癌症死亡率不断攀升，而且年轻化的现象也越来越多，那么，有没有可能让癌细胞自相残杀呢？于是，中中找到爸爸，对他说出了自己的想法。

爸爸听后，告诉中中："随着科学研究水平的不断提高，医学界也正在努力寻找更高效的癌症治疗方法。但是长期以来总是不能攻克癌症复发与转移这个难题，最主要的原因就是癌细胞可以从原发部位侵入淋巴管、血管，最终在其他部位形成转移性癌症，导致靶向药物治疗的效果不理想。如今，哈佛大学的科学家通过结合癌细胞的自我归巢特性和CRIPSR编辑手段，为解决这一难题找到了方向。"

中中问："什么是癌细胞的自我归巢特性啊？"

爸爸回答道："就是指在转移性癌症中，当转移灶形成后，原发部位就会源源不断地输送新的癌细胞，这一过程就叫作癌细胞的自我归巢。既然癌细胞具有这种自身定位能力，科学家也曾试图利用这一关键特性来提升治疗的效率，其中有利用癌细胞作为载体，在细胞中装入溶癌病毒来杀灭癌细胞的；也有利用改造过的癌细胞，让其表达一些自杀基因从而向其旁侧癌细胞传输死亡信号的；还有通过改造癌细胞，让其表达治疗性分子，抑制癌症血管的新生过程等。"

中中又问爸爸："人们是否可以对癌细胞进行处理，让其自相残杀呢？"

爸爸告诉中中："让癌细胞自相残杀，哈佛大学的科学家在《科学·转化医学》杂志上发表了一篇相关研究的论文，迈出了重要一步。也就是说，沿着这个思路，在小白鼠试验中已证实，通过逆编程的方法，可以用病人本身的癌细胞来治疗癌症。试验结果表明，患原发性及转移性癌症的小白鼠其生存率都得到显著提高，这也

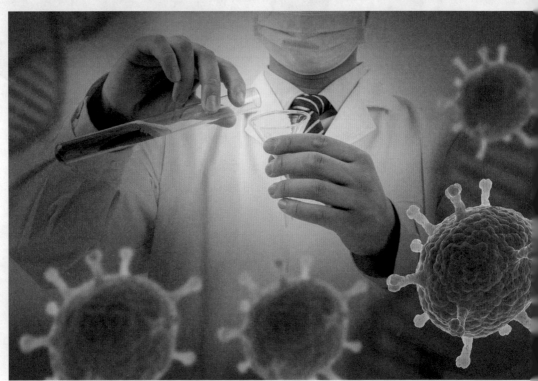

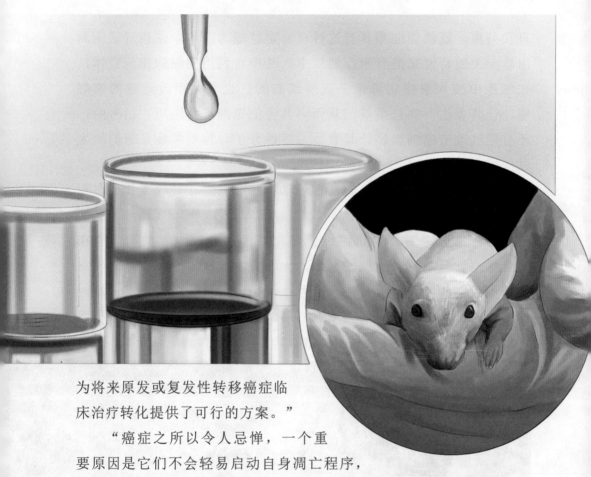

为将来原发或复发性转移癌症临床治疗转化提供了可行的方案。"

"癌症之所以令人忌惮，一个重要原因是它们不会轻易启动自身凋亡程序，因此，它们具有强大的增殖能力，如果能让癌细胞开启凋亡程序，癌症就有可能得到控制。科学家研究发现，部分癌症细胞表面有一类癌症坏死因子（TNF）受体，也就是通常所说的死亡受体。当特定的配体分子与其结合时，就会开启癌细胞凋亡通路，从而阻止癌细胞的无限增殖。"爸爸如是说。

中中迫不及待地问爸爸："既然如此，是不是只要开启癌细胞凋亡通路就能挽救癌症病人呢？"

爸爸回答道："研究团队认为，仅仅开启凋亡程序还不够，因为这种手段并不足以应对癌症复发及转移性癌症，当癌细胞扩散至全身时，人显然不能将这些'杀手'派遣到所有癌细胞栖息的场所。科学家从癌细胞自我归巢特性受到启发，由于癌细胞可以跟踪已经扩散到同个器官或者身体其他部位的同伴，如果人们将运送癌症坏死因子（TNF）受体改成患者自身体内的癌细胞，这个难题就能迎刃而解。

"为此，科学家做了一项试验：从小白鼠的癌组织中分离得到癌细胞，运用CRISPR技术，使癌症细胞表面的TNF受体失活，然后通过工程处理使其能够表达TRAIL，并将这些细胞重新注入患转移性或胶质细胞癌的小白鼠体内。科学家观察到，这些细胞会直接向癌症区域迁移，并将周围的癌细胞杀死。"

中中接着问："那么，这种方法有效吗？"

爸爸回答道："试验表明，在癌症清除后，消除工具细胞可以显著提高小白鼠的生存率。与此同时，科学家在这些载体癌细胞身上安装了一个'自杀开关'。载体癌细胞内含有药物前体转化酶，并人为地加入总热量（GCV）试剂，这种酶会启动药物前体的转化，并杀死这些残留的载体癌细胞。科学家借助异源型及同源型两种手段，为原位癌和复发转移癌提供了一种有效且安全的治疗手段。也就是说，在将病人体内主要的癌症大块移除之后，利用分离下来的癌细胞进行体外工程处理，带上抗癌分子和自杀系统之后，根据病人不同的癌症类型和所处阶段重新输入患者体内，以达到癌细胞自相残杀的目的。"

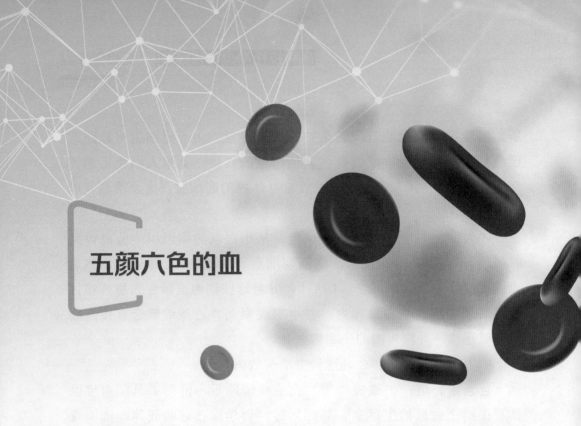

五颜六色的血

　　暑假的一天，在血液中心上班的姑姑到菲菲家做客，正在准备小升初考试的菲菲连忙放下手中的书本，从书房出来迎接姑姑。姑姑摸了摸菲菲的头，笑眯眯地说："菲菲，你长大了，暑假里在忙什么呢？"菲菲告诉姑姑："我正在准备小升初的考试，爸爸妈妈也在帮我选择比较适合我的中学。"姑姑又问菲菲："你平时喜欢看哪类书籍啊？"菲菲连忙说："我很喜欢各种各样的小动物，所以对动物类的书籍比较感兴趣。"姑姑听了，十分高兴地对菲菲说："太好了，姑姑今天就来考考你，关于动物血液方面的知识。"

　　姑姑说："在大家的认知中，血液是红色的。而对人来说，只有在某些病理条件下，人才会出现其他颜色的血液。有的人血脂含量过高时，血液会变成乳白色。"

　　菲菲好奇地问姑姑："我知道猪、牛、羊、鸡、鸭等动物的血液也是红色的啊，难道还有动物的血液不是红色的吗？"

　　姑姑告诉菲菲："其实，放眼整个动物界的话，血液的颜色可以说是千变万化、五彩纷呈的。例如，星虫的血液就是褐色的，乌贼的血液是蓝色的，沙蚕的血液则是绿色的，而且还有的昆虫血液是透明色或淡黄色的……"

菲菲又问："同样都是血，为啥不同动物间会有如此明显的差别呢？"

姑姑说："通过研究组成血液的成分，科研人员发现，除了色素蛋白和某些代谢产物外，其他物质基本上都是无色透明的。因此，要探究血液颜色的秘密，就得从这两种成分开始。色素蛋白是动物血细胞中或血浆内负责运输氧气的一类大分子蛋白质，其颜色主要取决于色素蛋白结合的金属离子，不同色素蛋白所结合的不同类型及价态的金属元素，都会影响血液的颜色。例如，许多甲壳类

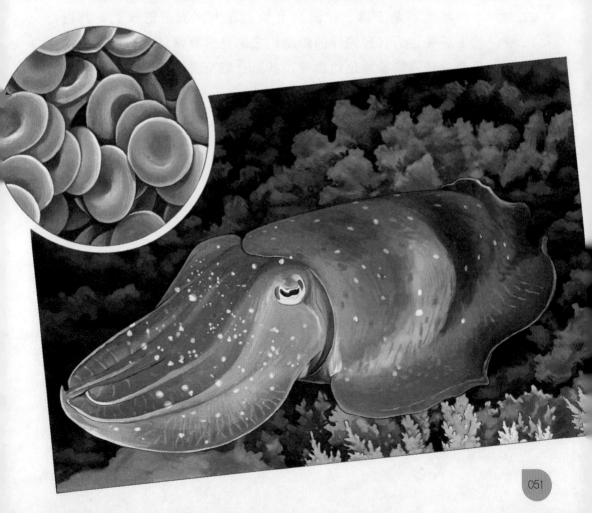

动物和软体动物，它们拥有含二价铜离子的血蓝蛋白，从而使血液呈现出蓝色。又如，在沙蚕等环节动物血液中，色素蛋白为含二价铁离子的血绿蛋白；在海鞘纲动物体内，色素蛋白是含有钒离子的血钒蛋白，从而使血液呈现绿色或翠绿色。"

菲菲接着问："人的血液是红色的，是含有什么呢？"

姑姑回答道："人类和大多数脊椎动物的血液中都含有血红蛋白，血红蛋白的主要显色物质为含有亚铁离子的血红，因此呈现红色。人体的血液分为动脉血和静脉血，对静脉血而言，因为它含氧量低，所以呈暗红色；对动脉血而言，因为它含氧量高，所以呈鲜红色。

"当然也不是千篇一律的，例如，在大洋洲的巴布亚新几内亚，就生活着这么几种诡异的蜥蜴，它们是含有血红蛋白的脊椎动物，但全身却流淌着绿色的血液，甚至会把全身的肌肉、黏膜、舌头甚至骨头都染成绿色。"

菲菲不解地问："这究竟是为什么呢？"

姑姑告诉菲菲："这些蜥蜴的血液之所以会出现这种现象，是因为这些蜥蜴与正常蜥蜴血液中胆绿素的含量不同。胆绿素是一种深绿色的胆汁色素，这些高浓度的绿色汁液使得这种蜥蜴的血液颜色呈现绿色。实际上，在正常情况下，脊椎动物体内的胆绿素大多会迅速转化成胆红素，并通过胆汁或肾脏排出体外，所以正常的蜥蜴其血液颜色不会是绿色的。但是，一旦胆绿素在生物体内含量过高，就会产生细胞毒性、神经毒性等，例如，人的血液中，胆绿素的浓度达到50微摩尔（moL）时，就会导致人死亡。而绿血蜥蜴血液中的胆绿素浓度却高达714～1020微摩尔（moL），如此高浓度的胆绿素对蜥蜴并没有表现出毒性，反而给这些蜥蜴带来得天独厚的优势，即可以提高它的抗感染、抗氧化和保护细胞等能力，就像给蜥蜴穿上了一件金钟罩或铁布衫一样。"

姑姑最后说："科学家还发现有些动物具有百搭的'随机血

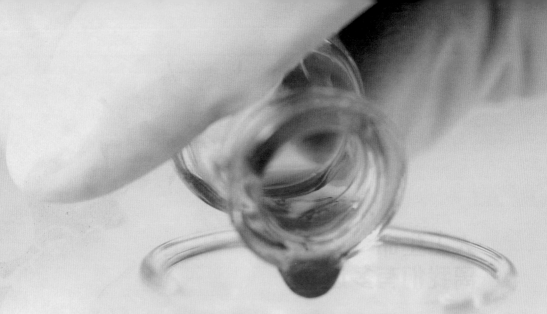

色'。例如，有些昆虫或个别的软体动物，它们既没有色素蛋白，也没有固定颜色的代谢产物，它们的血液颜色非常'随机'。还有些昆虫可以依赖气管直接完成有氧呼吸，它们不需要色素蛋白来运输氧气，所以它们的血液本身是透明的，加上它们拥有不完全的循环系统，血液和体腔液往往混在一起，因而，食物中或体液中的不同显色物质会使它们的血液呈现出黄、橙红、蓝绿和绿等多种色彩。举个例子，比如说令人讨厌的蚊子，蚊子吸人血后，流出来的是红色的血，而它自己的血液却是透明的。"

听完姑姑的一番话，菲菲真是感慨万千，就如同上了一堂生动的生物课。

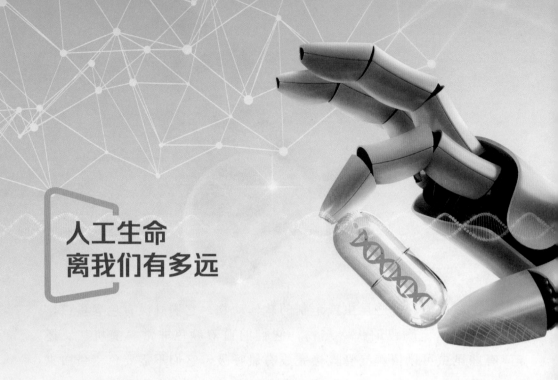

人工生命
离我们有多远

　　翠翠的妈妈和姑姑都是医学研究人员。有一次，妈妈从英国考察访问回来，在客厅里与翠翠的姑姑谈论人工生命的话题。翠翠听后，感到特别好奇，忍不住问妈妈："什么是人工生命啊？难道生命也可以人为地制造出来吗？"

　　妈妈对翠翠笑了笑，说："人工生命也叫作人造生命，它是指从其他生命体中提取基因（DNA），建立新染色体，随后将其嵌入已经被剔除了遗传密码的细胞之中，最终由这些人工染色体控制这个细胞，发育成新的生命体。2007年，美国科学家已经在实验室成功地制造出一个合成的人造染色体。2010年，美国某研究所宣布世界首例人造生命诞生，它是一种完全由人造基因控制的单细胞细菌，这项具有里程碑意义的实验表明，新的生命体可以在实验室里被人为创造。2016年以来，以AlphaGo为标志的人工智能技术进入了发展的快车道，成了民众热议的话题。在未来的5至10年，人们可以化学合成任何生命，人工生命的进展可能比人工智能还快。"

　　翠翠接着问："妈妈，什么是基因（DNA）和染色体啊？"

　　妈妈告诉翠翠："在地球上生活的不同生命或者不同物种，实际上都是由其细胞内的遗传物质，即基因（DNA）所决定的，基因也叫作脱氧核糖核酸分子。DNA的分子很特别，它是一种双链的结构，即含两条由四种不同核苷酸单体串起来的单链，以反向的双螺旋互相纠缠延伸。而这四种核苷酸单体的结构很相似，其中两种的结构都是相同的，只有一种的结构不同，这一种结构被科学家称之为'碱基'，科学家通常把一个物种的DNA统称为'基因组'。这些DNA双链分子在空间上是有规律地折叠在一起的，通过染色用显微镜可以观察到它们，科学上又把它们称之为'染色体'。

"其实，世界上的生物分为两个大类，即原核生物和真核生物。例如，众所周知的大肠杆菌，就属于原核生物，其基因组是一条DNA双链分子，含400万个碱基对；而酿造啤酒常用的酵母，就属于真核生物，其基因组含1200万碱基对。由此可见，要制造出人工生命，首先就要破解生命的基因组序列。"

翠翠听罢，迫不及待地问妈妈："那么，科学家什么时候能破译各种生命的基因组序列呢？"

妈妈回答道："在20世纪70年代之前，科学家并不知道任何基因组的具体序列。后来，美国科学家沃特·吉尔伯特和英国科学家弗雷德里克·桑格发明了DNA测序方法。这两位科学家凭借此项发明，在1980年获得了诺贝尔化学奖。但是，DNA测序方法的效率很低，而且只能测出DNA的片段、某个基因或者一些特别小的基因组。到1995年，美国科学家克雷格·文特尔团队发布了第一个完整的能够独立生存的流感嗜血杆菌的基因组序列。2004年，科学家正式完成人类基因组序列。后来，其他与人比较相近的哺乳动物的基因组测序也先后相继完成。"

翠翠又问妈妈："获得了生命基因组序列，是不是就能制造出人工生命了？"

妈妈告诉翠翠："你说得没错，有了基因组测序，就必然有基因组合成，也必然会有人工生命出现。其实人类很早就知道通过化学的方法合成短片段的DNA。通过这些短片段DNA的组装，科学家们开始探索化学合成基因组。2003年，文特尔团队利用化学方法合成了细菌病毒基因组。2010年，这个团队不仅人工合成了相近的丝状支原体基因组，而且还将其移植到受体细胞中，该移植细胞完全由合成基因组控制。就这样，人类历史上第一个真正意义上的人工生命降生了，科学家亲切地称它为'辛西娅'。"

"人工生命离我们有多远？其实，人工生命早就在我们的身边。例如合成酵母，合成酵母有很多巧妙的工程设计，它可以实现

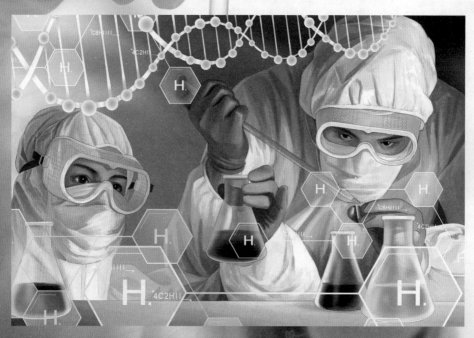

定向的人工进化，在医药、能源、环境、农业、工业等领域有非常重要的应用。然而，下一个令人期待的目标，会不会是合成人的基因组、合成人呢？实际上，这项工作已经开始。2016年，科学家已经开会讨论启动这个项目。当然，从合成酵母基因组到合成人基因组，会有巨大的技术屏障。首先是规模上的难度，人的基因组是酵母的270多倍；其次是技术上的难度，染色体移植在酵母中比较容易实现，但是植入人体细胞就非常困难。这些技术屏障，是否在5至10年内得到解决，人们将拭目以待。"

　　妈妈最后还告诉翠翠："也有人担忧这项工作所带来的伦理、道德和生物恐怖主义问题。但是，有句话说得好，'魔高一尺，道高一丈'。从科学史上看，人类总是有足够的智慧规避科技发展带来的风险。1990年，科学家就开始了人类基因组计划。一开始也是争议极大，然而，这个计划革命性地推进了人类对生命的探索历程，推进了医学和相关生物技术的进步。人工生命（合成基因组）是合成生物学一个非常重要的分支，合成生物学被视为继'DNA结构发现'和'人类基因组计划'之后的第三次生物技术革命，它对人类的生活、医疗事业、经济发展等，将产生渐进性的、渗透性的、颠覆性的影响。"

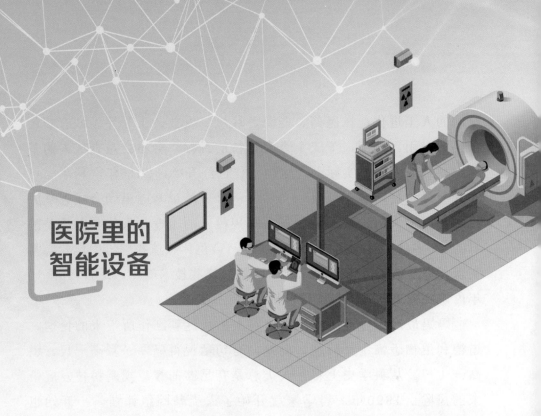

医院里的智能设备

　　千千从小体质弱，一遇到天气变化或季节交替，就会感冒，去医院就诊、开药，等候时间很长，这给爸妈和千千造成了负担。千千心想，如今的科技发达，尤其是人工智能的应用越来越广泛，假如人工智能与医疗碰撞在一起，会闪现出什么样的火花呢？

　　有一天，舅舅一家来千千家做客，千千连忙向在医院里上班的舅妈说出了自己的想法。舅妈听了之后，对千千说："现在我们医院已经利用高科技来改善医疗环境了，其中也包括了人工智能技术的应用系统，更好地为病人提供服务。诸如电子自动叫号器、电子手腕带、电子化病床等。如今，这些设备已覆盖多家医院，并在全国多家大型综合三甲医院投入使用。另外，还有几十家医院正处于设备试运行阶段。这些设备大大减少了医护工作人员的工作量，并减轻了病人的负担。"

　　千千连忙问："那么，这些人工智能软硬件设备有哪些优点啊？"

　　舅妈回答说："别急，听我一个个给你介绍。首先是医院电子自动叫号系统，能够很好地解决病人就诊时排队的无序、医生工作量的不平衡和因环境嘈杂病人错过叫号等问题。使用时，医生只需简单按一下呼叫终端的呼叫键就可按序呼叫病人前来就诊，避免了人工排队叫号的麻烦。它不仅能够优化服务和工作环境，使病人和医生的情绪得以放松，提高服务效率和质量，而且可以为医院营造科学合理、安静有序的就诊环境。该系统既可以自成体系独立运行，也可以与医院信息系统紧密结合、交互数据，有利于提高医院的经济效益和社会效益。

"另一个是医用射频手腕带，这对医生和病人都特别有用，手腕带内植入了封装好的小芯片，这个小芯片可以储存大量信息，涵盖了病人在院诊治的所有信息。如果换科室、换医生，只要用手持终端PDA进行读取就可以知道病人的情况，医生不用手写或打印，尤其是用在特殊病人身上更为合适。另外，它还具有远距离识别、同时采集多个数据的能力，而且不怕表面磨损和污染，只要在读写设备的作用范围内都可以，比传统的手腕带更便利，可对患者定位跟

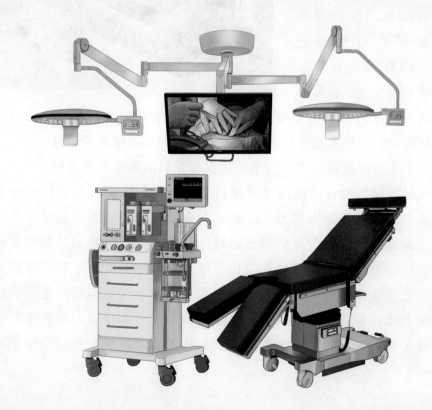

踪、保护患者的隐私等。"

千千接着问："电子化病床有什么特别之处呢？"

舅妈告诉千千："电子化病床设置了一个床头电子显示卡，一方面用于公示病情，让病人明白自己所患的疾病，维护病人的知情权；另一方面是有助于护理，护士可以根据床头卡上的信息，按护理级别提供针对性的护理；还有就是方便医生查房，医生无需携

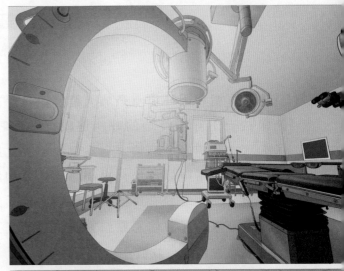

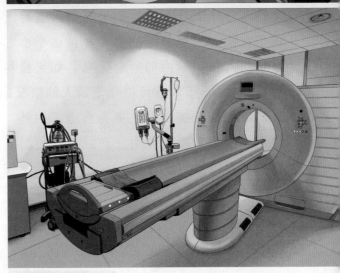

带病人的纸质资料，便可及时了解用药种类、数量、疗效以及病情发展情况，而病人也可以利用床头卡监督护理工作是否到位。"

千千又问舅妈："这些电子化设备今后的发展前景如何？"

舅妈回答道："医用电子化设备的诞生和应用，彻底地改变了医生与病人之间的交流方式，正如乔布斯发明智能手机创造了人机交互新方式一样。专家们指出，每一次人机交互新技术的发明都给人类社会带来了翻天覆地的变化。以后，通过语音、手势乃至脑电波等更有效率的方式来处理医生与病人之间的交流问题，是今后医用电子化、智能化设备发展的必然趋势。如今的语音识别技术尽管对语义理解、语句上下文理解以及如何做出正确响应及后台知识库

的储备上还有不足，但是随着这些相关技术的成熟与发展，语音技术将会赢得突破式发展机遇。可以想象，今后医生只要开口说话，就能完成写病历、开处方和留医嘱等繁杂又费时的日常工作，这就可以减少病人的就医时间，提高医生处置病情的效率。"

舅妈最后告诉千千："作为研发、设计和生产医用电子化设备的企业领导人，必须牢牢抓住这千载难逢的机会；医疗应用公司也应探索语音识别技术与医疗场景相结合的商业化应用领域；而作为医护人员也应积极改变思维方式和传统习惯，敢于尝试新技术、新方法来提高效率，提高医疗质量……要彻底改变过去每次新技术应用时的犹豫不决、裹足不前的现象。专家们指出，与其反复讨论，不如快速试错，在实践中学习并总结经验，不断创新，这才是对待人工智能的正确态度。

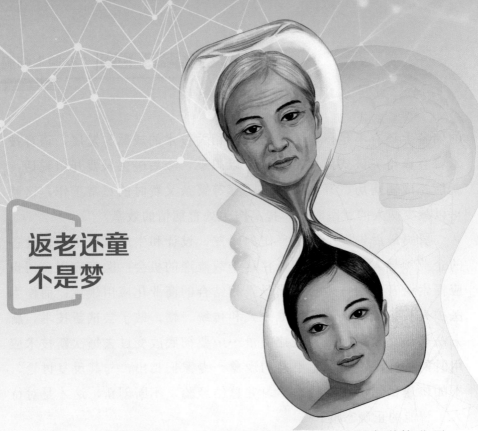

返老还童不是梦

　　欣欣是一个爱漂亮的大姑娘，这学期结束后就要大学毕业了，毕业后首要的事情就是找一份自己喜欢的工作。为了给面试官留下一个靓丽又得体的好印象，欣欣开始留意起自己的穿着打扮。这段时间，欣欣特别留意职业装、小佩饰、高跟鞋、化妆品……有一次，欣欣在电视节目里看到了一条新闻：深山老林里的一位老婆婆，白发变黑发返老还童。她不由得心想，如果真能实现返老还童，那该多好啊！

　　说来也巧，有一天欣欣从学校回家，正好见到了从美国斯坦福大学干细胞研究所访问回来的小姨，欣欣连忙问小姨："当今世界上，有没有让人返老还童的办法？"

　　小姨回答道："我这次出国访问就是与斯坦福大学干细胞研究所的塞巴斯蒂亚诺教授共同探讨逆转人类衰老这个科研项目。塞巴斯蒂亚诺教授认为，干细胞是一类充满潜力的细胞，它们能对自身重新编码，分化成具有各种功能的细胞，并在早期发育中扮演至关重要的角色。而这种功能性重新编程过程通常伴随着某种年龄重置。从0开始，如果能够将这些不同类型的重新编程过程分离出来，

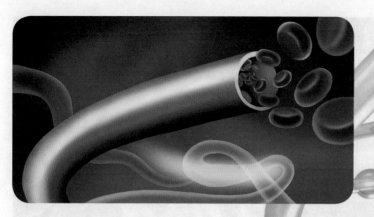

就能够建立一种全新的抗衰老疗
法。"

　　欣欣又问小姨："这个抗衰老
研究涉及哪些方面呢？"

　　小姨告诉欣欣："塞巴斯蒂亚诺教
授公布了自己的研究计划，他指出，是否能
将细胞的功能性重新编程过程从细胞衰老重新编
程过程中分离出来，这个是在不改变细胞功能的前
提下，诱导细胞返老还童的关键。一个皮肤细胞的功能
就是表达特定的蛋白质，例如角蛋白就是起到保护皮肤的作
用，这些都是人体细胞的特异性功能。而重新编程这些功能
意味着所得到的不是一个皮肤细胞，而是另一个具有完全不同
功能的细胞。换句话说，如果把一个完全用于某种功能的衰老
细胞的细胞核植入一个未成熟的卵细胞中，就能得到一个多
功能胚胎细胞，这意味着它能变成人体的其他任何细胞，
而且还能将这个细胞恢复到尽可能小的年龄，也就是
说，这个过程逆转了细胞的衰老。"

　　欣欣接着问："这种细胞多功能诱导
编程又是如何应用的呢？"

　　小姨回答说："实际上，科学家

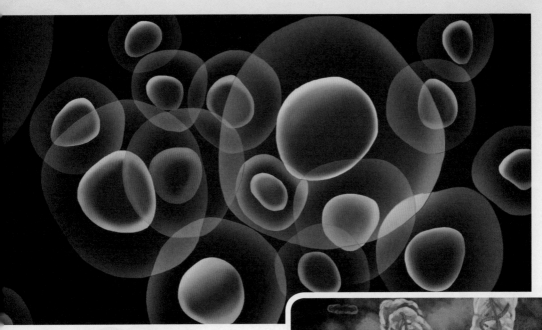

在2006年就提到了小白鼠体内的诱导性多功能干细胞，在2007年描述了人身体内的诱导性多功能干细胞。目前，首批利用诱导性多功能干细胞的临床试验即将进入第一期。但是，这种临床试验必须考虑多种复杂的因素，例如，要知道如何高效地制备细胞，保证这些细胞的安全性以及有效地控制多功能性等。专家指出，体细胞核移植试验和诱导性多功能干细胞试验清楚地显示，功能性重新编程和衰老重新编程都是可以做到的，然而，这些技术的效率还很低，目前还无法实现全身性的抗衰老。与其相反，如果人们能够将这两种重新编程进行分离，并且只对年龄重新编程而不触及细胞功能，那么，从原理上看，人们就能对体内的每一个细胞进行重新编程，促使它们变得年轻。

欣欣迫不及待地问："那么，哪些技术可以实现这种分离呢？"

小姨对欣欣说："科学家在实验室里采用一种类似诱导性多功能干细胞分化的技术，其唯一的差别是进行重新编程的时间很短，而且是以一种非常可控的方式。科学家发现，这可以在很大程度上消除或逆转细胞衰老，同时也不会改变细胞的功能。与此同时，与诱导性多功能干细胞分化不同，人们的这种返老还童的效率非常高，而且可以作用于大量细胞，这让科学家十分期待有朝一日能将这种方法应用于人体的所有细胞上。"

欣欣又问小姨："那么，科学家是怎么想到用这种技术的呢？"

小姨告诉欣欣："科学家是受到了生殖能恢复青春这一概念的启发，这是因为每一次生殖时，新形成的都是全新、年轻的个体，这对每一个物种来说都是如此。尽管目前科学家还不了解这一过程是如何发生的，但是可以肯定的是，生殖是一个自然的抗衰老和功能性重新编程的过程。早在20世纪八九十年代，核移植技术的发展使克隆动物成为可能，正因为从核移植实验获得的知识和启发，才导致科学家发现了诱导性多功能干细胞，并让它展现出巨大的应用前景，尤其是诱导性多功能干细胞可以作为再生药物，这在一定程度上解决了人体衰老的问题，但这并不意味着人可以永生。毕竟，无论如何，人们都将面临死亡，而正确理解衰老、开发出更好的药物来延缓衰老，使人们能有更长的时间来快乐和健康地生活，这才是人类返老还童的真正意义所在。"

听完小姨的话，欣欣顿时豁然开朗，原来所谓的返老还童是这么一回事儿。

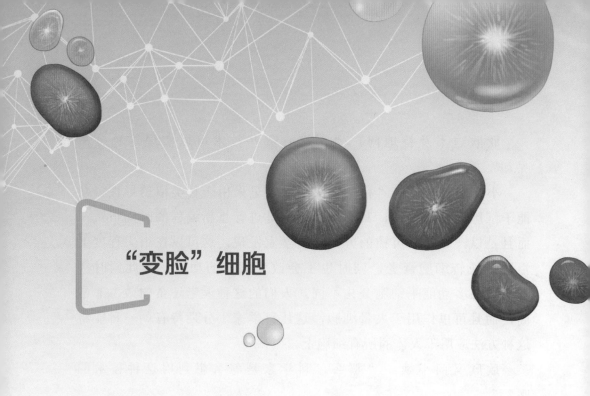

"变脸"细胞

　　祥祥是个活泼好动的男孩，他在课余时间喜欢搜集各式各样的变形金刚，还在自己房间的小天地里放满了变形金刚的模型。他时不时会看上一眼，完成家庭作业后还会玩一会儿，除了吃喝拉撒睡、学习之外，玩变形金刚似乎是他的全部生活。有一天，祥祥突发奇想，变形金刚是人们设计并制造出来的，那么，人自身会不会像变形金刚一样能"变脸"呢？

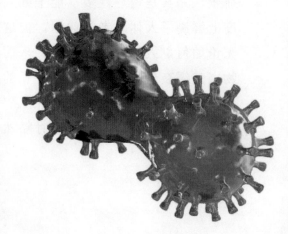

　　双休日的一天，在病毒研究所工作的舅舅和舅妈来家里做客，祥祥在书房里听到舅舅和妈妈谈论新冠肺炎疫情，其中提到目前防疫科学家已经发现新冠病毒的多种变异毒株。祥祥走进客厅问舅舅："舅舅，人体会不会像新冠病毒那样，存在会'变脸'的细胞呢？"

　　舅舅一听，笑嘻嘻地告诉祥

祥："除非你是狼人或超级英雄，否则不可能轻易地变成其他模样。不过，人体的细胞完全可以做到'变脸'。据媒体报道，最近科学家发现了一种可将免疫系统细胞转化为神经元的方法，也就是说，能让两种细胞具有完全不同的形状和功能。"

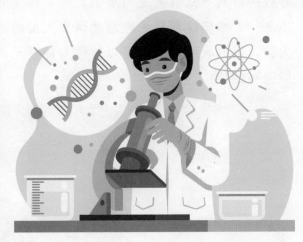

祥祥迫不及待地问舅舅："这是人体里的哪两种免疫系统细胞啊？能不能说详细点儿啊？"

舅舅回答道："我国生物学家指出，人体细胞变异有两类，即可遗传的变异与不可遗传的变异。不可遗传的变异与进化无关，与进化有关的是可遗传的变异。可遗传的变异是由于遗传物质的改变

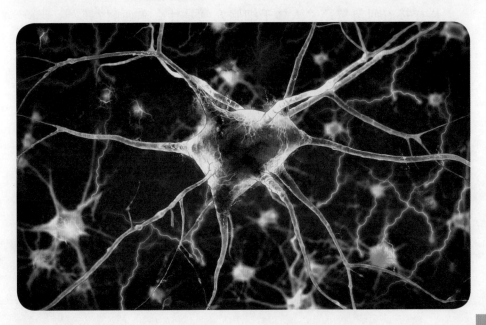

导致的，其方式有突变与重组。而人体血液是最容易获得的生物样本之一，希望这项技术能帮助研究人员通过病人的血样研究病人的大脑。研究表明，两种可以转化为神经元的免疫系统细胞是人体干细胞和T细胞。"

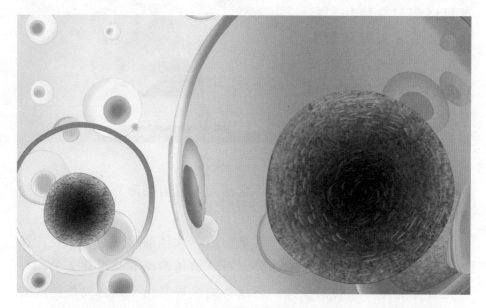

祥祥接着问舅舅："人体干细胞究竟是什么东西啊？"

舅舅对祥祥说："简单来讲，干细胞是一类具有无限的或者永生的自我更新能力的细胞，它能够产生至少一种类型的高度分化的子代细胞。多年来，科学家不断地对干细胞的定义进行修正。目前大多数生物学家和医学家认为干细胞来自胚胎、胎儿或成人体内，它是一种在一定条件下具有无限制自我更新与增殖分化能力的细胞，它能够产生'表现型'与'基因型'和自己完全相同的子细胞，也能产生组成机体组织、器官的细胞。因此，干细胞通常是研究人员创造细胞的首选细胞。但是有些已经分化的细胞，或者已经成熟的诸如皮肤细胞或血细胞等，可能会转变成完全不同的细胞类型，研究人员把这种现象称之为'转分化'。"

祥祥又问舅舅："那么，它又是怎么完成转分化的呢？"

舅舅告诉祥祥："科学家首次将老鼠的皮肤细胞转化成老鼠的神经元。科学家指出，人体组织器官的损伤和功能衰竭一直是人类健康所面临的大难题，完美地修复或替代因疾病、战伤、意外事故或遗传因素所造成的组织、器官或肢体的伤残是人类的梦想，这也是难以攀登的医学高峰。以目前的医疗技术水平，很

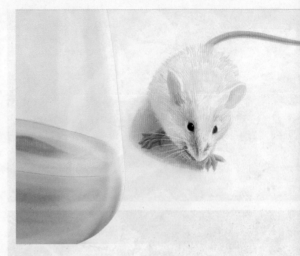

难完全修复受损的组织、器官，所以多年来科学家一直致力于寻找利用干细胞的复制和分化来取代受损细胞或组织的方法。如今，随着组织工程、胚胎工程、细胞工程、基因工程等各种生物技术的发展，以及干细胞生物学研究领域的不断突破，人们看到了希望的曙光。也就是说，在体外人工培养、分离干细胞已成为可能，利用干细胞构建各种细胞、组织、器官将成为干细胞应用的主要方向。"

祥祥又问舅舅："那么，另外一种能够转换成神经元的T细胞是什么呢？"

舅舅回答道："所谓T细胞，它是一种非常特殊的免疫细胞，来源于骨髓的淋巴干细胞。它又是一种相当复杂的不均一体，在体内不断地更新，在同一时间可以存在不同发育阶段，这种快速的转变令人难以置信。它在胸腺中分化并发育成熟后，可以通过淋巴循环和血液循环而运输到全身免疫器官和组织中发挥免疫功能。所以，科学家特别重视对T细胞的研究，对T细胞的演化以及它与癌症的研究已经取得了突破性进展。"

祥祥接着问舅舅："它又是如何实现转分化的呢？"

舅舅告诉祥祥："科学家发现，通过添加蛋白质，在很短的时间内，T细胞会转化为病人自己的神经元。能在短时间内将T细胞转

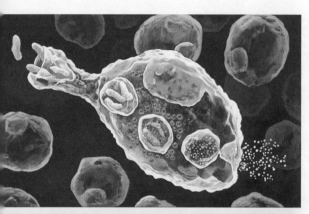

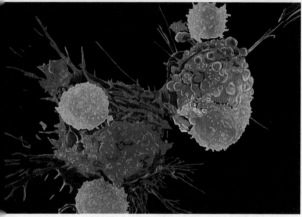

化为功能神经元，这是如此高效，实在令人大吃一惊。这项技术最终可能被用于研究精神分裂症和孤独症患者的神经元，用来了解这些疾病的起源，并找到潜在的治疗方法。值得一提的是，新冠疫情防控专家在实验室里发现，在部分不曾感染新冠病毒的健康人体内，发现了针对新冠病毒的特异性T细胞，意味着这种特异性T细胞对新冠病毒具备一定的免疫力，或许将来会诞生一种新型的新冠疫苗。"

祥祥听完舅舅的介绍之后，心中无比感慨，没想到人体细胞居然也有"变脸"的功能，大千生物世界真是妙不可言！

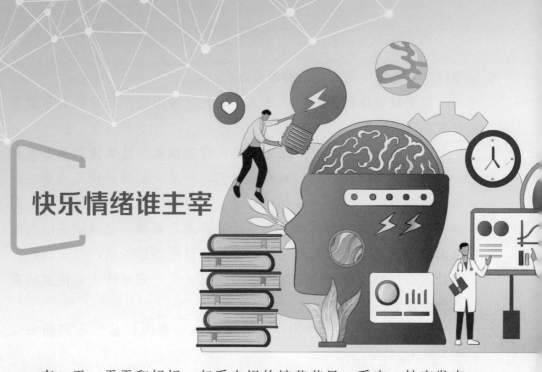

快乐情绪谁主宰

有一天，雯雯和妈妈一起看电视的综艺节目。看完，她突发奇想，问妈妈："人为什么会快乐啊？"

妈妈在生物研究院工作，她笑着告诉雯雯："目前，人脑科学家已经揭开了它的神秘面纱，它是一种被研究人员称之为'令人陶醉的脑部"快乐荷尔蒙"'所导致的。这种与众不同的物质叫作'多巴胺'，实际上'多巴胺'就是一种激素，它居住在人的大脑

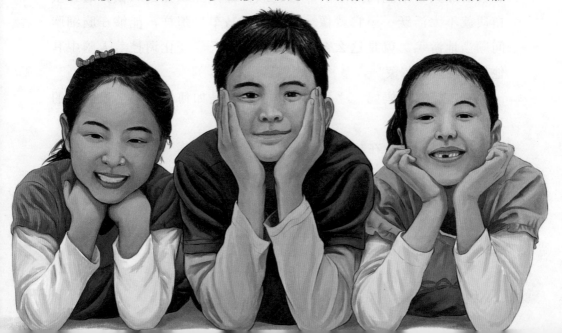

里，'多巴胺'是人快乐的源泉。"

雯雯好奇地问妈妈："那么，这种'多巴胺'与其他荷尔蒙有什么不同啊？"

妈妈回答道："打个比方说吧，它就像童话故事里的灰姑娘有一辆南瓜马车一样，人们特别喜欢它。只是灰姑娘的南瓜马车，很漂亮，很舒适，总是把灰姑娘安全又准时地送到王子的城堡里。而别人的南瓜马车呢，有点儿调皮，又有点儿荒唐，它总试图给人制造麻烦，而且它是随时变化的。在风和日丽的日子里，'多巴胺'总让人心情特别舒畅；在阴雨寒冷的日子里，它却让人心情郁郁寡欢……这个也是'多巴胺'一贯的脾气。"

雯雯又问妈妈："为什么'多巴胺'有两种截然不同的秉性呢？"

妈妈对雯雯说："这个问题也长期困扰着科学家们，谁也不知道这究竟是为什么。然而，近年来，经过科学家们坚持不懈的努力，研究人员已经发现了'多巴胺'的秘密。原来它是一种特别的蛋白质。不过，这种神奇的蛋白质会随天气、气候、季节变化而改变其活跃程度。当白天光照不足的时候，这种蛋白质就特别活跃，它会清除大脑细胞间隙中的5-羟色胺；当阳光明媚的时候，这种蛋白质就不太活跃……它就像一辆'南瓜马车'那样，能够在脑细胞间顺当地游弋。就是这么个小东西，随着天气变化调控着人脑中其他的'快乐荷尔蒙'，掌控着人的喜怒哀乐。"

雯雯接着问妈妈："那么，人们究竟是如何知道'多巴胺'的秘密的呢？"

妈妈说："早在1982年全球发生'厄尔尼诺现象'时，科研人员借此时机在世界范围内进行调查，发现受这种异常天气的影响，约有10万人患上了抑郁症，精神病的发病率也上升了8%，交通事故增加了5000次以上。科学家初步分析认为，这种异常天气会导致人体分泌松果体激素，这种激素是人脑内分泌腺体松果腺产生的，

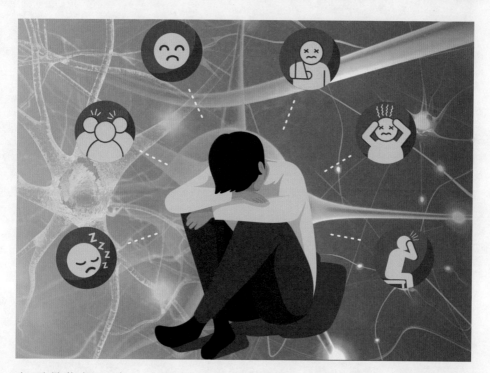

主要是指褪黑素，它使得神经细胞变得'萎靡不振'，以致于人们情绪低落。科学家又把目光转移到磁场上，一名神经科学家也发现，不少病人在太阳磁暴来临之前就会有情绪波动的现象。为了证实这种微弱磁场变化对病人的影响，他用微弱的电磁波对学生们进行了实验。结果发现，学生们确实有警觉性降低和昏昏欲睡等行为。在上述种种研究成果的基础上，科研人员历经四年对100名测试者进行调查研究，终于找到了这种蛋白质物质，并形象地称其为'快乐荷尔蒙'。"

雯雯听后想了想，对妈妈说："既然这样，有没有办法用'快乐荷尔蒙'来医治患有抑郁症的病人呢？"

妈妈摸了摸雯雯的头，和蔼地说："好孩子，你提的问题很好。医生已经想到，可以利用'快乐荷尔蒙'来医治患有抑郁症的病人。通过调整这种蛋白质的活跃程度，让大脑中的'快乐荷尔蒙'发挥作用，甚至可以让人在不同的天气都能保持好心情。"

妈妈最后对雯雯说："更令人惊喜的是，研究机器人的专家们也在设计一个新方案，如果生物学家能够把'多巴胺'培育出来，那么，他们就准备将这种蛋白质移植到机器人的'大脑'中。届时，这种新型机器人也会有自己的情绪，真正变成一种'有感情的机器人'。试想一下，如果将来人和机器人都能随心所欲地调节心情，这将是一种多么神奇有趣的体验啊！"

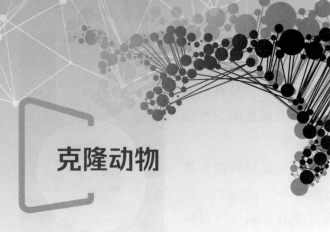

克隆动物

小花是一名六年级的学生，她在新闻节目里听到"克隆动物"的消息，从此"克隆"这个词就印在了脑海里。她知道科学家已经成功地克隆出老鼠、兔子、马、牛等动物。但她心中始终存在一个疑惑，那就是能不能克隆出人。

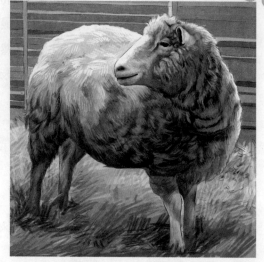

于是，小花去找在生物研究所工作的外公，一进门就大声说："外公，外公，我要问您一个非常重要的问题……"外公笑着说："小花，你别急，坐下来慢慢说……"小花迫不及待地问："外公，科学家能不能克隆出人？"外公笑着说："这可是一个大问题啊！"

"要讲清楚这个问题，先要知道哺乳动物体细胞克隆技术。体细胞克隆就是将体细胞培养后，注入去除遗传物质的卵子内，通过

人工方式激活后再送入受体，最终发育成个
体的一个过程。体细胞对应的是胚胎细胞，
胚胎细胞具有发育全能性的特点。发育全能
性通俗来讲，就是我们每个人都是由一个受
精卵开始，然后发育成人。"

小花问外公："科学家又是如何得到体
细胞来克隆动物的呢？"

外公说："体细胞克隆首先需要取得体
细胞。科学家可以在体外培养过程中，对体
细胞进行基因编辑，并将卵母细胞去核，然
后把体细胞和去核的卵母细胞融合在一起

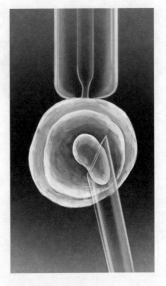

并激活，重新构成一个克隆胚胎，将克隆胚胎移植进受体动物，让
它像早期正常的受精卵一样发育，最后变成克隆后代的个体。1997
年，'多莉羊'就是这样诞生的。然而，2017年之前，世界上还尚
未有灵长类体细胞克隆动物出生的报道，更谈不上克隆人自身。"

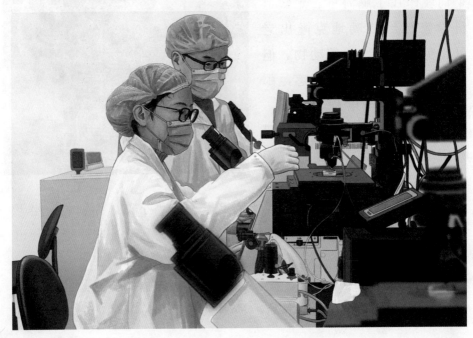

小花不解地问："问题出在哪里呢？"

外公一脸沉重地说："就拿猴子来说吧。一是猴子的繁殖能力低，传代时间长。猴子的怀孕周期是160天，从小猴子出生到性成熟可以怀孕生育，需要4至6年的时间；二是遗传背景复杂，猴子的父亲母亲都不一样，其基因来源不一样，遗传背景就不一样，这样导致个体差异大，对实验干扰性也大。因此一直以来，科研人员都在想各种办法来解决这个难题。"

"为此，科学家克服了一个又一个的困难。首先，由于猴子的细胞不透明，在显微镜下看不到细胞核，需要通过偏振光才能把细胞核显示出来。经过长时间的训练，科研人员已经做到可以在10秒内取出一个猴子卵母细胞核，且整个过程极其快速精确；其次，注入细胞的速度同样要求非常快，科研人员可以在15秒内实现体

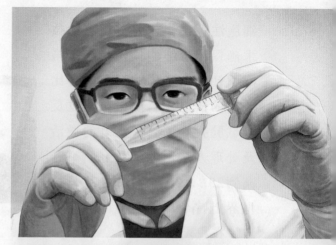
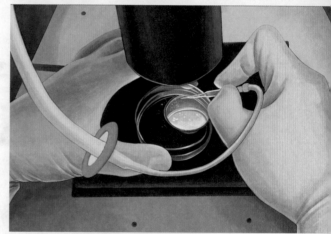
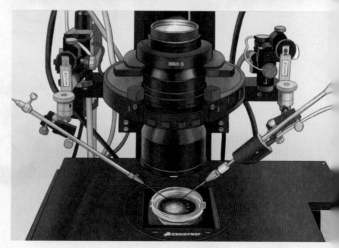

细胞注入操作，并以精湛的技术确保卵母细胞损伤最小；再次，针对克隆体的囊胚发育比较差的情况，科研人员通过反复试验找到了一种良好的激活及处理方法，使优质胚胎率升高到29%。2017年11月27日，世界上首个体细胞克隆猴'中中'在我国诞生。"

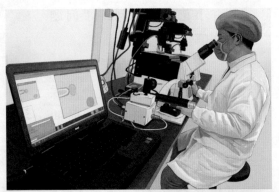

小花又问："那以后克隆人有没有可能呢？"

外公告诉小花："虽然目前克隆猴取得了成功，但是灵长类的繁殖成功率仅为5%左右，所以要实现克隆人还有很

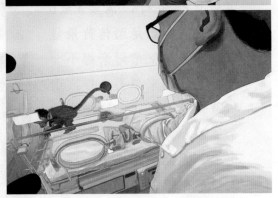

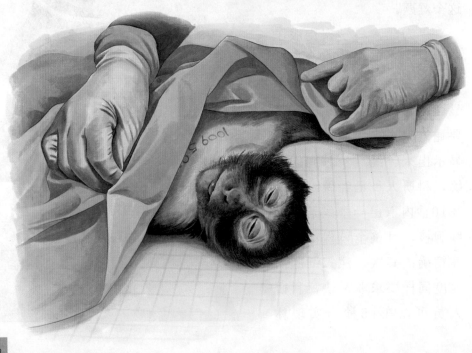

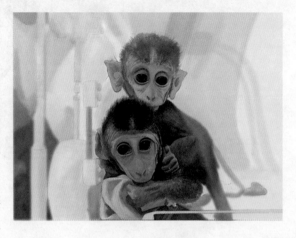

长的路要走，况且克隆人还涉及人类的伦理道德问题。大部分科学家认为，下一步的首要工作就是要通过提升克隆猴的成功率，构建出一大批具有完全相同遗传基因的猴群。首个克隆猴'中中'的诞生，突破了生命科学研究和人类疾病研究中急需的灵长类动物模型制作的关键技术，这必将极大地促进生命科学基础研究和转化医学研究的发展。"

小花听了，点了点头，原来在克隆猴的科研成果中还隐藏着如此多的科学奥秘。

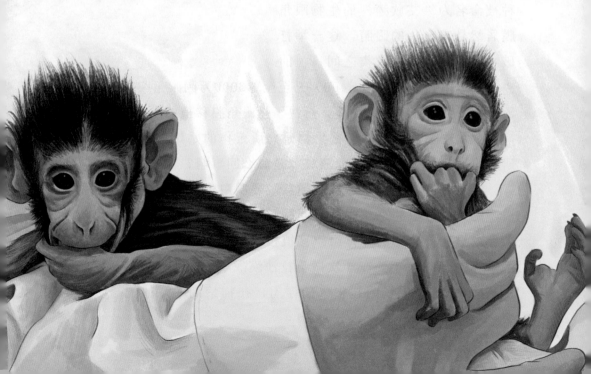

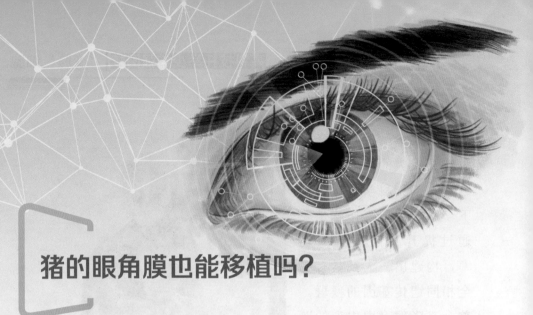

猪的眼角膜也能移植吗？

　　有一天，兰兰在网络上看到一条新闻：国内一家科研机构宣布，一项完全由中国科学家自主研发的生物眼角膜已经正式投入生产，这种被命名为"艾欣瞳"的生物眼角膜居然是来自猪的眼睛，这一举打破了眼角膜只能在人类之间移植的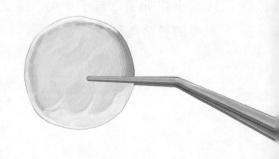"不二定律"。这为我国400万乃至全球6000万因眼角膜损坏而导致的盲人患者带来复明的希望，解决了猪眼角膜移植的世界难题。

　　兰兰迫不及待地询问在生物研究所工作的姑姑："中国科学家研发的'艾欣瞳'生物眼角膜究竟是怎么回事啊？"

　　姑姑回答兰兰："别急，别急，要明白生物眼角膜，就要先弄清楚眼角膜移植的来龙去脉。回顾医学史不难发现，眼角膜移植是人类最早获得成功的异体组织移植技术。第一例成功的眼角膜移植手术发生在1837年。在一次撒哈拉沙漠战争中，一名爱尔兰内科医生塞缪尔·比格成了阿拉伯人的俘虏，在拘禁期间，他把一头受伤

但还没死的羚羊的眼角膜移植
到了另一头羚羊的眼睛里，这
让人们看到了把动物眼角膜移
植到人眼的希望。然而，尽管
这个愿望很美好，但现实却很
残酷。在此后长达近70年的时
间里，科学家们对猪、羊等各
种动物的眼角膜移植到人眼进
行了尝试，但都宣告失败。最
终，科学家们不得不放弃在动
物身上打主意的想法，把目光

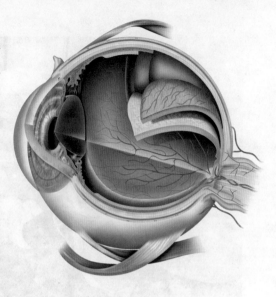

转向了人自身。1906年，眼科医生爱德华·席姆在一个眼球受伤的病
人身上取得了眼角膜，并将其移植到一个患有眼角膜溃疡的病人身
上，这是世界上第一例成功的人类眼角膜移植手术。直至20世纪30
年代，西班牙眼科医生拉蒙·特罗维霍和苏联眼科医生弗拉基米尔·

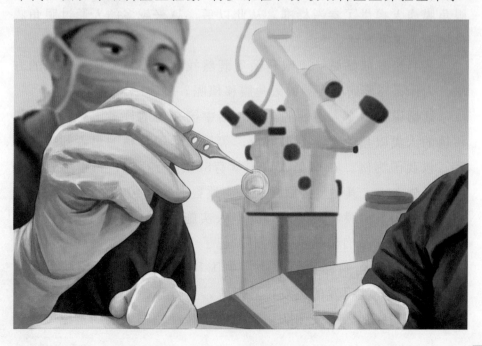

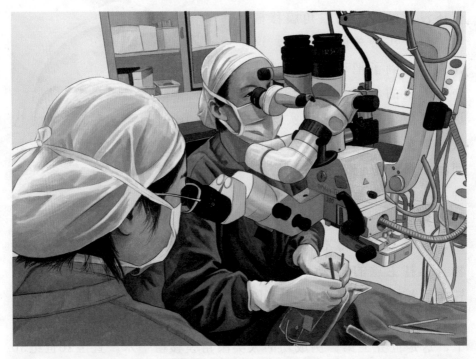

费拉托夫先后改进了眼角膜移植手术的方法，这才为全球治疗严重眼角膜病人提供了参考标准。从此以后，越来越多的人通过眼角膜移植手术重见光明。"

兰兰接着问姑姑："眼科医生既然找到了眼角膜移植手术的方法，为什么还要研究用猪的眼角膜移植呢？"

姑姑说："令人遗憾的是，包括中国在内的许多国家，可用作移植的人类眼角膜数量少得可怜，等待眼角膜移植的患者却排着长队。以我国为例，在14亿人口中就有800多万盲人，占世界盲人总数的五分之一。其中，因眼角膜疾病致盲的约有400万人，而每年能够提供的人眼角膜却只能为5000多人实施手术。面对如此严峻的现实，中国科学家们出招了，他们发起了一场'科技复兴'的风暴，重新采用动物角膜移植的方法。中国科学家们针对动物与人类之间因抗原差异性引发的免疫排异反应，请猴子、牛、羊、鸡、鸭、鹅、猪等动物加入研发团队，判断哪一种动物与人类的抗原差异最小，经过长达十多年的多轮试验，猪角膜移植手术最终取得了成功。"

兰兰又问姑姑："猪的眼角膜为什么能够入选呢？"

姑姑说："通常，只要一提到猪，出现在人们脑海中的十有八九是餐桌上的美味佳肴。实际上，猪是被误解最深、最'怀才不遇'的家畜。医学家们曾对猪进行很多次的科学研究，其中一个最大的发现是，猪是少数能够明白镜子会反射而不是一扇窗户的动物，而且它还能利用镜子去寻找食物。最奇怪的例子是，法国人利用母猪发情时身上散发出的与松露相似气味的特点，让公猪去寻找昂贵且美味，并深埋于地下的野生松露，供大厨烹饪饕餮美食。已故的著名英国首相温斯顿·丘吉尔曾经深情地说：'猫鄙视你，狗景仰你，猪却不卑不亢地与你四目相对。'科学家指出，猪具有和人眼角膜基质相似的组织结

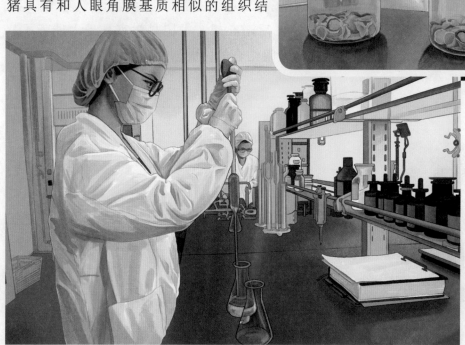

构，应用后，角膜的厚度、屈光度可保持不变，感觉神经长入猪眼角膜后便能恢复视觉。更重要的是，猪眼角膜的参数和人眼角膜的参数比较接近，彻底清除其基因、蛋白质和血脂后，它所携带的病毒也不太容易传染给人。"

兰兰又问姑姑："科学家究竟是怎样让猪眼角膜与人眼'和平共处'的呢？"

姑姑回答道："这确实是一个历史性的难题。大家都听过把大象塞进冰箱需要三个步骤的说法，把猪眼角膜移植入人眼同样也需要三个步骤：第一步，先从猪身上提取眼角膜；第二步，通过一定技术手段对猪的眼角膜进行去细胞、去抗原处理，只保留猪眼角膜的胶原纤维，其外观就像隐形眼镜一样；第三步，将猪的眼角膜移植到人的眼睛里，并把人体的组织和细胞也移植进去，形成一个全新的眼角膜组织。说到这里，人是否会介意猪眼角膜植入人眼呢？是否会对具有伟大牺牲精神的猪刮目相看呢？毫无疑问，答案是正面的。"

兰兰听完姑姑的介绍之后，心想，中国科学家真是太能干了！他们完成了动物眼角膜与人眼结合的伟大创举。

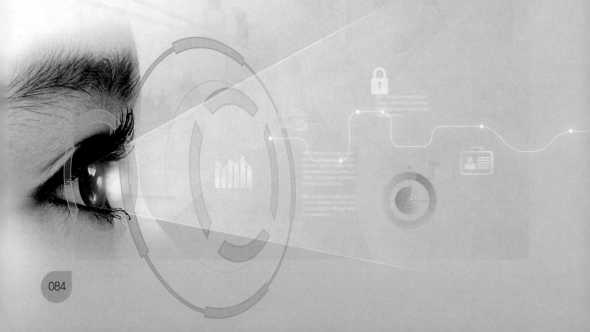

语音识别
创新医疗方式

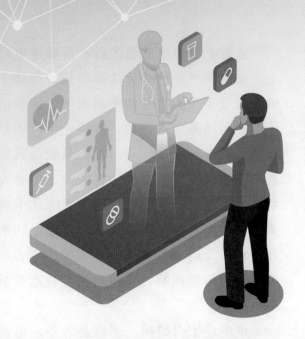

申申的爸爸妈妈都是科技工作者，她从小就接受科学技术的熏陶，加上她对乐器声、汽笛声、脚步声等声音特别敏感，所以，小小年纪的申申对同学、朋友、亲戚甚至陌生人的语音辨识能力都非常强。久而久之，申申不由得心想，如今科学技术如此发达，能不能仅靠说话来完成某些工作呢？

申申带着这个想法找到爸爸妈妈，并向他们请教。

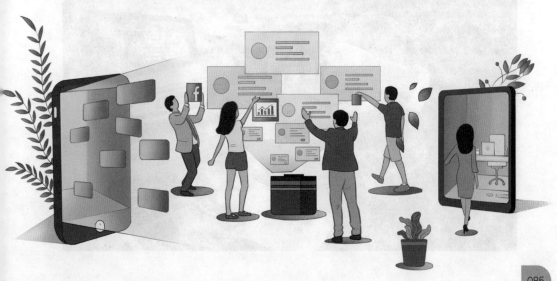

爸爸听了申申的话之后，告诉申申："你这个想法很好！实际上，如今在神经网络算法等科技的推动下，机器识别人类语音的准确率超过了人类自身的平均水平，这种语音识别技术也已经融入具体的应用场景中，例如，智能化手机的导航系统，它能准确无误地听懂人发出的指令。开车时，驾驶员只要说出目的地的地址，导航系统就会引领驾驶员到达目的地。更令人惊讶的是，就连机器也开始开口说话了，例如，安装在智能化手机中的高德地图，它能合成某个人的声音为使用者引路，'直走50米向右转弯''前方路口有红绿灯''道路限速80千米'等用语音提醒驾驶员，甚至在上海街头，交警借助声呐、视频识别等技术来捕捉在市中心违规鸣笛的汽车……"

申申连忙问妈妈："除此之外，语音识别技术还有其他的用途吗？"

妈妈笑吟吟地对申申说："现在，语音识别技术已经与医疗结合在一起，并取得了良好的效果，令人惊喜不已。美国的一家医疗

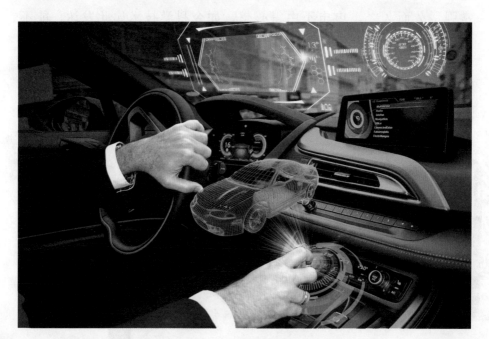

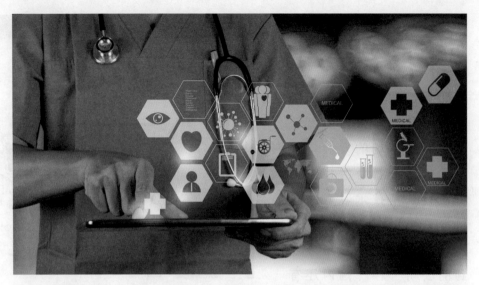

技术公司利用语音识别技术，开发出一项包括医嘱、病历、诊疗记录等临床文档的应用软件，帮助医生轻松地完成记录、编辑、整理等各项工作。也就是说，医生输入语音之后，能够连接到医院的信息化管理系统，从而嵌入医院所有的工作流程之中。"

"从医疗业务领域来分，语音识别技术可以完成以下四个方面的工作：一是转录服务。也就是帮助医生通过语言将各类院内医疗记录数据录入和整理，以便向医疗保险公司、医疗健康组织等提供病人完整的医疗诊治数据；二是龙医疗听读软件系统。它能够帮助医生将口述内容转换成文字录入电子健康记录等系统里，其准确率已经高达99%，系统的各类模板还能实时帮助医生处理护理患者时遇到的各种问题，处理效率提升了45%；三是临床文档改进和编码问题解决服务。这可以确保医疗信息被正确编码、评估，并妥善地保存下来，以便及时地获得医疗保险理赔；四是诊断解决服务。这可以帮助放射科医生保存、分享医学影像，便于医疗机构之间互相协作，进而提高医疗质量。"妈妈如是说。

申申听罢，迫不及待地问爸爸："既然语音识别技术这么神奇，那么，在国内医疗领域，应用的情况是怎么样的呢？"

爸爸告诉申申："国内有一家比较牛的公司，专门从事智能语音以及语言技术的研究、软件及芯片产品的开发等。近年来，随着该公司产业及市场的发展，他们开始致力于智慧医疗市场，将语音识别技术融入医生的日常工作当中。"

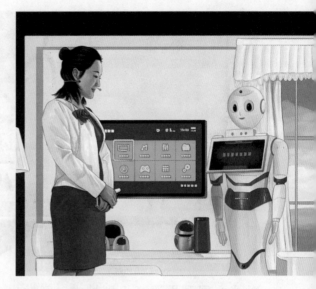

"除此之外，与上述提到的公司一样，国内还有一家基于语音识别技术耕耘于医疗市场的公司。其专注于研究物联网人工智能，构建了'芯片+UI+服务'应用体系，主要利用机器学习平台在语音技术、语言技术、知识计算、大数据分析等领域进行技术研发，并通过应用层面AI芯片、人机交互、人工智能服务这三大版块支撑技术。在医疗领域中，该公司与其他公司合作搭建了语音病历系统，借助专业的手持录入设备与医院信息化管理系统相对接，将医生的语音转录成文字内容，并显示在医院信息管理系统、影像归档和通信系统里。"爸爸最后说。

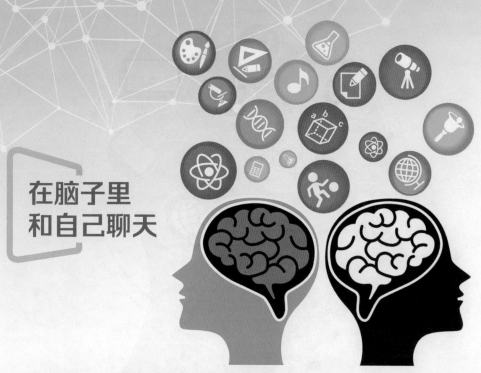

在脑子里
和自己聊天

冠冠是一个多愁善感的女孩子，平时喜欢独自一人静静地待在房间里。有时，她会在脑海中重现一天中所看过的每一个字，或者某一个情景，甚至会觉得有个声音问她："究竟想说什么？"时间一长，冠冠的爸爸妈妈也察觉到"她不对劲"。

有一次，冠冠放学回到家，既不做作业，也不吃东西，呆呆地坐在书桌前。冠冠妈妈连忙凑过去问："宝贝，你怎么啦？是不是身体不舒服啊？"这时，冠冠才回过神来对妈妈说："妈妈，我身体没有不舒服，就是脑子里有一个奇怪的声音不断地对我说话，我也不明白这是怎么回事。"

妈妈一听，和蔼可亲地安慰冠冠："你不必担心。专家说，对大部分人来说，这种内心独白能力是天经地义的。医学专家认为，这应该是人类天生的'出厂配置'。有的人有这样的能力，但是也有例外，也有些人似乎并不能和自己对话。这种内心对话就好像是一个谜。"

冠冠迫不及待地问妈妈："没有内心独白的人是怎么回事？"

妈妈回答道："没有内心独白的人是存在的。科学家在《意识

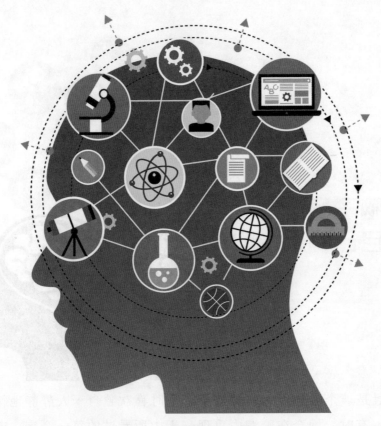

和认知》上发表了一篇研究论文，其中讲到：让30个人随身携带蜂鸣器，当蜂鸣器响过后，被测试者需要写下之前脑子里都想了什么。实验进行了几星期之后，研究者发现，在被测试者中有75%的人都在自言自语，而有的被测试者则从没有过内心独白。哈佛大学的科学家认为，当人们思考时，内心独白和视觉图像并不互相排斥。因为无论被测试者是否用内心独白思考，他们都会创造出相伴的视觉图像，这意味着视觉思考深深扎根于我们的大脑中。"

冠冠又问妈妈："内心独白又是怎么一回事呢？"

妈妈告诉冠冠："若要探索内心独白的本质和作用，可以先从儿童身上寻找答案。有的儿童习惯于大声讲话，在执行认知任务时会和自己交谈，这种自言自语能帮助儿童思考正在做的事，并计划接下来要做的事，这就是心理学家所说的'私语'。久而久之，这种私语就会逐渐转化为内心独白。总的来说，内心独白涉及人们的认知发展、执行功能和精神状态等方面，它不仅和自我反省、批判性思维以及情绪有关，也和一些精神障碍有关。在严重的情况下，诸如精神分裂症患者会把内心独白当作一种来自外部的指令，而对孤独症患者来说，内心独白可能会受到干扰或延迟。"

冠冠接着问："妈妈，这两种不同的生理现象，它们是如何形成的呢？"

妈妈回答道："科学家通过神经成像研究表明，当人们在内心和自己交谈时，就好像他们正在进行实际的对话，也就是说，内心独白会激活从额叶到听觉皮层的大脑网络，这和人们实际说话时激活的大脑区域差不多。简而言之，如果内心独白是对话式的，在其激活的大脑区域中，还包括与心理理论推理的有关区域，这表明人们也可能从他人的角度响应内心独白。这是因为在实际说话时，人们既要思考自己说的内容，又要注意自己的声音，同时还要控制嘴巴、舌头，所以除了上述脑区之外，大脑的运动皮层也会参与其中。于是，科学家认为没有内心独白的人，他的问题可能就出现在这里，即他没有办法在不激活运动皮层的情况下去激活其他脑区。"

妈妈最后告诉冠冠："尽管有了心理学和神经学等方面的各种解释，但是科学家还指出，人们对于内心独白的理解仍然不够深入。这有两个方面的原因：一个方面的原因是，在各种研究中人们过于依赖他们的主观报告；另一个方面的原因是，功能性磁共振成像技术本身也有局限性。不过，绝大多数科学家认为，内心独白与人的思考、人的自我情感息息相关。正如哲学家汉娜·阿仑特所说的那样，从苏格拉底和柏拉图开始，人们通常将思考称作与自我的沉默对话。实际上，很多没有内心独白的人依然活得很好。而对于有内心独白的人来说，如果失去这个常伴身边的声音，他可能会感到寂寞。"

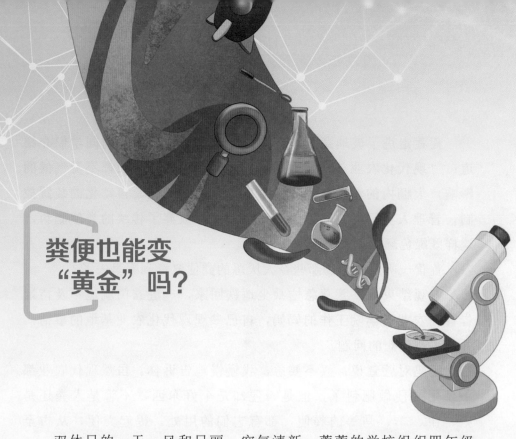

粪便也能变 "黄金" 吗?

双休日的一天,风和日丽,空气清新,萱萱的学校组织四年级同学参观一个现代化农业基地。萱萱一走进基地大门,就看见一座座透明的玻璃蔬菜大棚,在远处还有一垄垄用乳白色塑料薄膜架设的果蔬大棚。

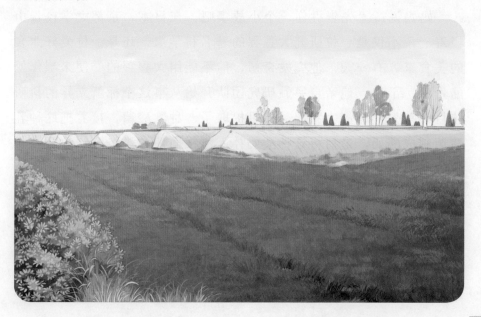

萱萱走进了玻璃蔬菜大棚内，一位基地技术人员向同学们介绍道："现代化农业基地最大的特点是蔬菜种植和生长都不受气候的影响，大棚内的温度、光线和湿度都是由智能化、自动化的装置控制，管理人员只需定时巡视和记录即可，放弃了传统的粪便肥料，这样既绿色环保，又清洁卫生。"

萱萱一听，心想：那些令人厌恶的粪便究竟到哪里去了？

参观结束后，萱萱急忙乘坐地铁回家，一进家门就迫不及待地告诉在农业科学院工作的妈妈，自己参观现代化农业基地的事情，并问了心里想的问题。

妈妈对萱萱说："不要急，我慢慢地告诉你。虽然现代农业都不使用粪便做肥料了，但是粪便却是个好东西，不管是人粪还是猪、牛、羊、马等的粪便，都有它们的用处。提起粪便，从古至今，人们把不屑一顾的事与物都用'视为粪土'来形容。然而，在当今科技日新月异的时代，科学家居然能把粪便变成'黄金'，是不是很神奇？"

萱萱惊讶地对妈妈说："这不可能吧！"

妈妈说："先告诉你一个小故事吧。在日本，京都大学校长山极寿一，不仅是一位研究大猩猩的著名科学家，还是一位爱好甜食的美食家。有一天，他突发奇想，能不能用大猩猩的粪便来制作奶酪蛋糕？于是，他亲自率领研究团队开始从事这个标新立异的科研项目。首先从非洲大猩猩粪便里提取了一种乳酸菌，接着把这种乳酸菌制成酸奶，最后将这种酸奶拌入蛋糕面坯中烘焙，一款医食相宜的奶酪蛋糕就问世了。他也在一夜之间成为家喻户晓的人物。据媒体报道，这种奶酪蛋糕不仅有利于人们的肠胃健康，而且别有风味。如今，这种仅在京都大学校园内咖啡厅出售的奶酪蛋糕，每天限量出售150份，每份售价约合20元人民币。"

萱萱听了，兴奋得跳起来，激动地问妈妈："还有没有更令人吃惊的事情呢？"

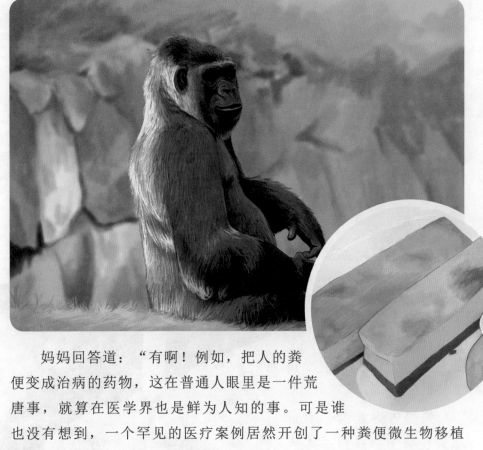

　　妈妈回答道："有啊！例如，把人的粪便变成治病的药物，这在普通人眼里是一件荒唐事，就算在医学界也是鲜为人知的事。可是谁也没有想到，一个罕见的医疗案例居然开创了一种粪便微生物移植的治疗方式。据医学专家介绍，2005年，当时一名49岁的患者凯瑟琳·达夫，在服用抗生素之后，莫名其妙感染了一种奇怪的疾病，这种疾病不仅使凯瑟琳·达夫经常处于眩晕状态，而且还引发了其他一系列症状，备受病情困扰的她长期无法出门。凯瑟琳·达夫在患病7年之后，医生建议她切除体内结肠。然而医生还告诉她，即使手术取得圆满成功，她的生存概率仍然很低。凯瑟琳·达夫经过一场痛苦的思想斗争后，并没有接受结肠移植手术，而是决定尝试一种截然不同的治疗方式，即粪便微生物移植，把从粪便提取的微生物注入身体内。微生物在体内'安营扎寨'之后，奇迹发生了，她的健康状况居然得以改善。而借助捐赠的粪便，她的生活又恢复了

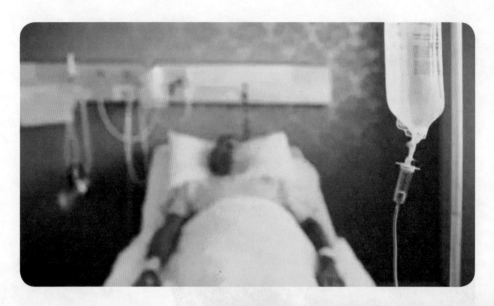

正常。"

萱萱接着问妈妈："这种粪便微生物是不是已经成为一种特效药了？"

妈妈告诉萱萱："自从粪便微生物移植手术成功后，为了帮助更多的患者，凯瑟琳·达夫创办了一个名为'粪便移植基金会'的非营利性组织，向有关医疗机构、制药公司提供相关工具和资料样本。在凯瑟琳·达夫的带领下，如今已出现很多个这样的组织，一些大型制药

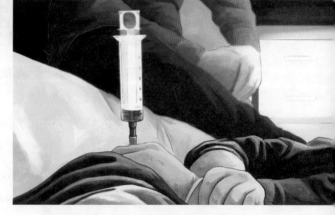

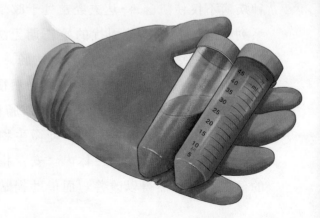

公司也开始测试他们的粪便微生物样本。据悉，一家叫作'OpenBiome'的非营利性组织便是其中之一。截至2016年上半年，这家非营利性组织已经向医生提供了数万份粪便样本用于移植手术。该机构的技术人员告诉记者，他们正在严格地为医学研究做贡献。他们通过医学筛选，从32名捐赠者那里获取粪便，每天向他们支付酬金。但要求他们每天排便后，必须在45分钟内将粪便送到指定地点，以便得到及时处理。"

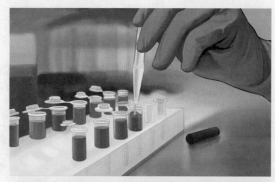

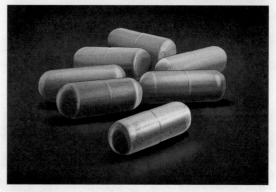

妈妈最后说："医学界权威人士宣称，今后，人类的粪便将逐渐研制成药物，通过注射或口服的方式帮助病人对抗疾病。毋庸置疑，粪便对医学研究的价值将会越来越大。"

猪心脏移植背后的女科学家

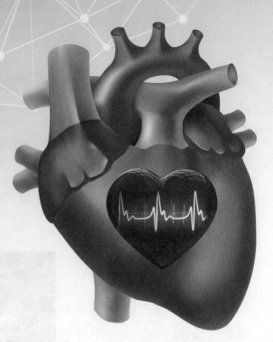

　　周末，汐汐在电脑上看到一条新闻：国内有关媒体报道，一项由华人女科学家及其团队负责的猪心脏移植到人体的试验取得了成功。一时间轰动了全球医学界，备受世人瞩目。

　　汐汐迫不及待地找到在生物研究所工作的姑姑，并问她："华人女科学家和猪心脏移植手术是怎么回事啊？"

　　姑姑告诉汐汐："毕业于北京大学及哈佛大学的华人女科学家杨璐菡，创办了杭州启函生物科技有限公司。她被同行们美誉为'基因剪刀手'，正是她及其团队成功地运用CRISPR-Cas9'基因剪刀'技术，灭活了猪心细胞中的致病基因，将猪心单个细胞修改了62种基因。也就是说，通过转基因技术排除了器官移植手术最大的风险——排异反应，让一颗普通的猪心脏移植到患者受体中，克服了其他异体移植专家从未解决的排异反应的难题，为猪心脏移植铺平了道路，获得了全球医学界的一致好评，其意义十分重大。"

　　汐汐接着问姑姑："猪心脏移植手术又是如何进行的呢？"

　　姑姑对汐汐说："患者是一名57岁的美国男性，他在约10年前植入了心脏瓣膜。2021年10月，患者出现胸痛、活动耐力下降、呼吸短促等症状，随后住院治疗，治疗了两个月未见好转。患者心律失常，又因未遵医嘱停药，所以失去了移植人造心脏泵的机会。医生告诉他可以移植猪心脏。他再三考虑后，于2021年12月20日向美国食品药品监督管理局提交了同意使用的授权申请，并于2022年1月7日上午8：30至下午5：30接受了猪心脏移植手术，术后在人工肺（又称体外膜肺氧合）支持下存活良好，没有发生超急性免疫反应。世界首例猪心脏移植手术成功了。医疗专家告诉我们，这次移植所用的猪，在出生前由杨璐菡及其团队进行了10处基因编辑，其中3处可防止出现超急性免疫排斥反应，6处可防止血液在心脏中凝结并降低免疫排斥的风险，1处可防止猪心长得太大，否则移植后，猪心可能继续长大，人类的胸廓难以容纳。这头用于移植的猪，年龄在1岁左右，重量约为90千克。"

汐汐又问姑姑："猪心脏移植的难点在什么地方呢？"

姑姑回答汐汐："你知道吗？猪是人体器官移植供体的最佳动物之一。一直以来，将猪心脏移植人体内存在两大风险：一方面是

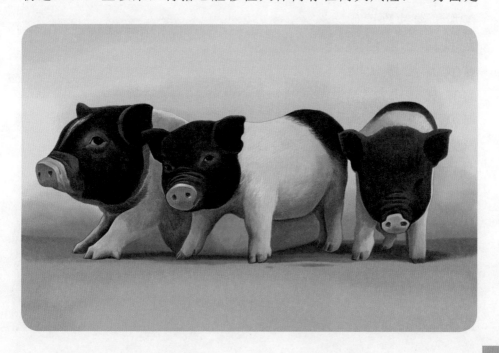

猪的基因本身携带内源性逆转录病毒，另一方面是猪的器官会在人体内产生排异反应。科学家在以往的研究工作中，大多都是在一个基因层面上进行改造和修改。而杨璐菡及其团队却是对猪的单个细胞修改62种基因，实现内源性逆转录病毒100%的清除率。更重要的是，还必须保证基因组的完整性，其难度可想而知。"

汐汐又问姑姑："杨璐菡是如何成为天才科学家的呢？"

姑姑告诉汐汐："哪有什么天才，杨璐菡只是比别人多了几分努力。1986年，她出生在山水灵秀的巴蜀小县城。小时候爸妈都很忙，妈妈身体还不好，她从小就不让父母操心，自己非常努力。15岁那年，她以峨眉山市中考第一名的成绩考入成都七中。从高二开始，她加入生物竞赛队伍，用一年时间把所有生物系本科生和研究生的课程都学完了，自学、自律和努力是她的标签。功夫不负有心人，2004年，杨璐菡代表中国在第15届国际生物奥林匹克竞赛中荣获金牌。后来，她被招入北京大学生命科学学院继续学习。2008年，她拿到生命科学和心理学双学士学位后，前往哈佛大学深造，在那里继续攻读硕士和博士学位，以及开展博士后的研究工作。她师从'合成生物学之父'George Church博士，这位博士教给她的不只是学术，还教会她如何成为一个真正伟大的领导者。2015年，在达沃斯世界经济论坛上，

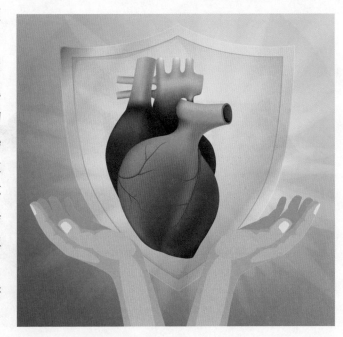

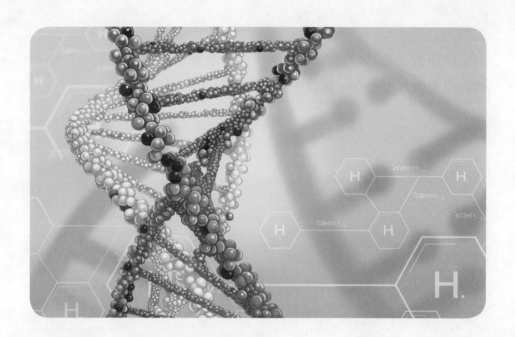

杨璐菡被评为年度'全球青年领袖'。从此，这位青年女科学家踏上了一条与基因难解难分的科研之路。"

汐汐接着问姑姑："基因科学下一个重大突破会是什么呢？"

姑姑说："George Church博士和杨璐菡团队认为，应该是'编写'基因DNA，而非'编辑'基因DNA，'编写DNA'包括添加基因、删除基因（或降低基因表达）以及精准编辑等内容，最终目标是能在任何想要的地方写入想要的基因。例如，添加基因时，基因能插入染色体的任何一个位置；删除或是降低基因时，要么引入一个干扰分子，要么直接攻击这个基因，把它弄成一团糟，等等。与此同时，杨璐菡团队还研究了当今基因编辑猪心脏在异种器官移植领域里的应用前景。杨璐菡团队的实施方案是，将1只猪心脏的内源性逆转录病毒敲除掉，采用联合3种主要异种抗原基因敲除方式，以及抑制补体活化、调节凝血紊乱、抗炎抗吞噬9种人源化基因转植到移植猪作为供体，并获取其心脏、肝脏和肾脏，分别移植给3只恒河猴受体，建立猪—猴异种器官移植临床前的研究模型。"

汐汐听完之后，不由得感叹，女科学家杨璐菡真了不起！没有她的"基因剪刀手"，就没有猪心脏移植手术的成功。

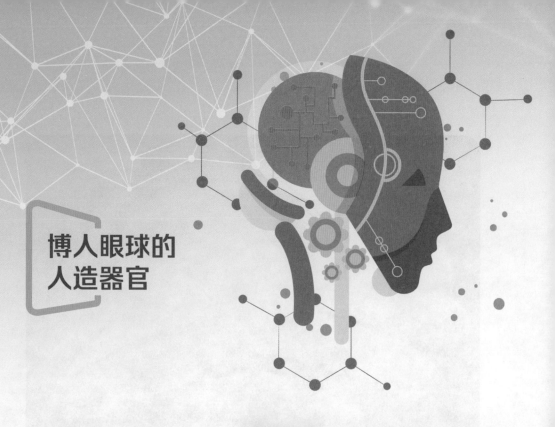

博人眼球的
人造器官

有一天，文文在电视新闻中看到一条令人十分惊奇的消息：科学家居然用一台3D打印机打印出了一只惟妙惟肖的人造耳朵。这实在让文文百思不得其解，科学家究竟是怎么做到的呢？

文文揣着这个疑惑去找舅舅，想问个明白。文文刚刚进门，舅妈就迎了出来，文文礼貌地问舅妈："舅妈您好！舅舅在家吗？"舅妈连忙说："你舅舅在书房呢。"

文文急匆匆地冲进书房，看到舅舅，他连忙把自己的疑惑和盘托出。

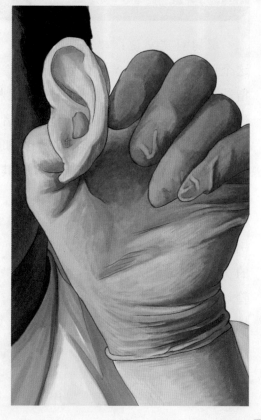

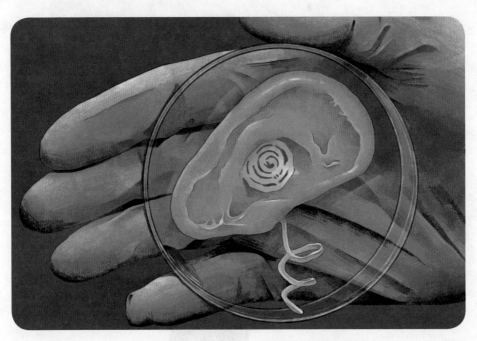

　　舅舅对文文说："别急，别急，让我慢慢讲给你听，要弄清楚这个问题，就先要弄清楚什么是人造器官。通常来说，人造器官是指能够植入人体或能够与生物组织相互结合的一种材料，也就是说，它拥有天然器官组织的功能或者是天然器官部件功能的一种材料。通常，人造器官主要有三种：机械性人造器官、半机械性半生物性人造器官和生物性人造器官。其中，机械性人造器官是指完全用高分子材料仿造的一种器官，并把电池作为器官的动力，例如，用纳米技术制造的人造皮肤和人造血管。半机械性半生物性人造器官是将电子技术与生物技术相结合的一种器官，例如，用人体活体组织、人造组织、芯片和微型马达奇妙地组合在一起的人造肝脏。生物性人造器官则是指利用动物身上的细胞或组织，制造出一些具有生物活性的器官或组织，它又分为异体（猪、老鼠、狗等）人造器官和自体（患者自身的细胞或组织）人造器官。"

文文接着问舅舅："人造器官的发明对人类究竟有什么意义呢？"

舅舅告诉文文："人造器官的诞生对人类疾病的治疗非常重要。如今，器官移植已成为挽救器官重症患者的一个重要手段。然而，在全球范围内，需要器官移植的病人数量远大于愿意捐献器官的人。随着人造器官的发明和科技的迅猛发展，人们看到了拯救需要器官移植患者的曙光。中国科学院将具有战略意义的'人类器官重建与制造'列入未来重点攻关的重大科技项目，我国将在人造器官领域实现快速突破。为了有效推进'人类器官重建与制造'这一具有战略性意义的项目，中科院将筹建一个新的研究院——中国科学院干细胞与再生创新研究院。据媒体披露，该研究院将立足于未来生命科学前沿、人类生命健康和社会经济发展需求，努力实现我国在生命科学、医学、材料学、工程制造等生命相关学科领域的跨越性发展，通过人造器官解决人类和高等哺乳动物复杂疾病难以治愈以及延长寿命等世界性难题。这也是中国在生命科学领域的一个顶层设计，从国家层面确定未来科学攻关的重点方向。以重大、重点项目为导向，加快我国生命科学领域基础研究、生产制造工艺、高精尖装备以及研究体系的发展，为人类解决自身生存与发展难题提供中国方案。"

文文又问舅舅："人造器官目前应用的情况怎么样呢？"

舅舅回答道："生物学家告诉人们，目前人造器官有两种技术方案：一种是利用干细胞来培植人造器官；另一种是利用3D生物打印技术来制造人造器官。实际上，在先进的医学技术中，使用干细胞是一项重要的潜在技术，然而它在培育人造器官时，还存在局限性，通常仅适合于在实验室里使用干细胞来培育人造器官。而另一种被称之为3D生物打印的技术方案，它能够制造出人造器官，这种新兴技术已在医学领域取得了相当可观的成绩。据有关医疗研究机构披露，到目前为止，科学家已成功地利用3D生物打印技术制造出多种人体器官组织，包括甲状腺、胫骨、耳朵以及能让心脏保持跳动的细胞组织等。"

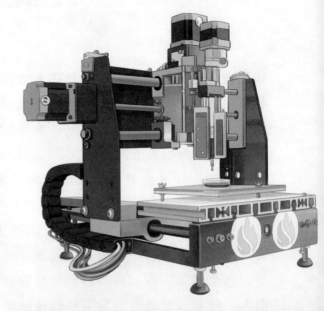

文文又问舅舅："3D生物打印究竟是什么技术啊？"

舅舅说："3D生物打印是一种以计算机三维模型为'图纸'，装配特制'生物墨水'，最终制造出人造器官和其他生物医学产品的新型科技手段。随着科学技术的快速发展，3D生物打印不仅会使人们懂得'易容术'，而且还会在经济、生活和国防军事等领域有广泛的应用。最令人兴奋的是，所有这些3D生物打印器官都

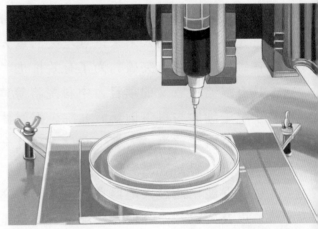

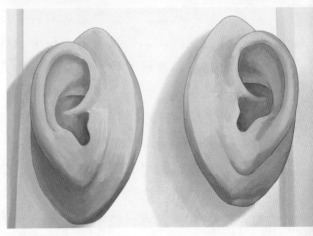

可以通过'生物墨水'来进行改良处理，这为人们更换个性化人体器官组织创造了有利条件。专家们预测，在未来几年里，3D生物打印技术可以制造出更多、更好、更强的人造器官。"

文文接着问舅舅："3D生物打印技术制造人造器官的前景如何呢？"

舅舅说："医学专家指出，还有其他技术方法可以制造人造器官，例如，2016年曾经研究成功的生物人工肾脏，它是利用干细胞逆转心脏组织瘢痕化制造出来的。然而，随着3D生物打印器官技术日趋成熟，其便利性、操作性和可行性越来越获得医疗人员的认可。随着打印设备和材料的不断改进，诸如高效、廉价、安全、可靠的钛金属机械心脏泵等新一代人造器官已经产生，它将有助于弥补捐献器官短缺的现象。不言而喻，再生医学的未来时代就是人造合成器官，它能够更简单、更便捷、更可靠地满足患者的需求。"

文文听罢，心想，人造器官可以解决活体器官供不应求的问题，这都归功于令人惊叹的高科技。

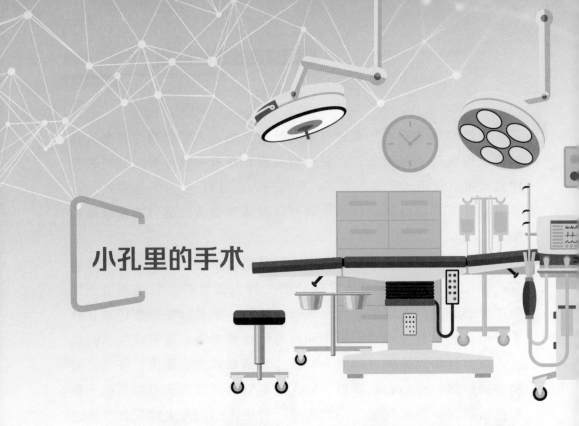

小孔里的手术

　　2021年5月的一天，贝贝在网上看到一条新闻：昆明医科大学第二附属医院肝胆胰外科四病区成功实施了云南首例腹腔镜下肝脏联合胰十二指肠切除、重建微创手术，达到了国内先进水平。贝贝心想，什么是微创手术啊？它与传统的外科手术有什么不同呢？贝贝带着这个问题找姑妈，希望能学到这方面的知识。

　　姑妈听了以后，告诉贝贝："所谓微创手术，顾名思义就是微小创伤的手术，它是指利用腹腔镜、胸腔镜等现代医疗器械及相关设备进行的手术。微创手术的优点是创伤小、疼痛轻、恢复快，不需要在病人身上开膛剖肚、大动干戈，是每个需要手术的病人的首选。所以，微创手术还有一个美名，叫作'小孔里的手术'。"

　　贝贝迫不及待地问："姑妈，微创手术是什么时候发明的呢？"

　　姑妈回答道："微创外科的出现以及在医学领域的广泛应用已经几十年了。1987年，法国的一位医生在偶然的情况下，完成了世界上第一例电视腹腔镜手术，被称为现代微创技术的里程碑。专家指出，微创概念的出现是整个医学进步的体现，这是在'整体'

治疗观念带动下产生的。微创手术更注重病人的心理、生理（疼痛）、精神风貌和生活质量的改善，以更好地体贴病人、减轻病人痛苦为目标。随着科学技术的进步，'微创'这一概念已深入外科手术的各个领域，监控系统也不再仅仅局限于内窥镜，而是更多采用介入的方式，例如脊柱外科、骨科、显微外科等。"

　　贝贝接着问姑妈："微创手术在中国应用的情况又是怎样的呢？"

　　姑妈告诉贝贝："近年来，中国开展微创手术的种类逐渐增多，病例数有明显的增长，技术水平也有显著的提高。2018年，哥伦比亚大学研究人员在《新英格兰医学杂志》发文指出，9499名宫颈癌患者接受微创手术的四年死亡率约为9%。事实证明，早期宫颈癌微创手术弊大于利。对此，医生们积极寻找改进方法。中国的调

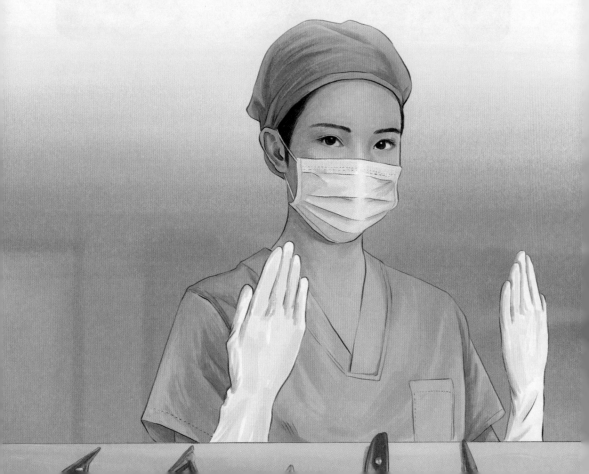

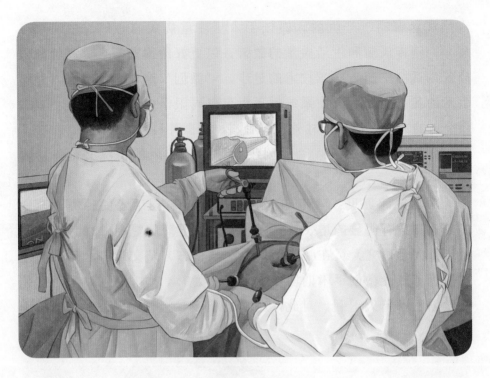

查结果显示，2018年，全国三级公立医院手术患者并发症发生率为0.48%，Ⅰ类切口感染率为0.71%，而腔镜微创手术的并发症率优于常规手术，例如妇科疾病并发症率为2.7%，胸腔心脏—尖瓣微创手术的四年死亡率为0%至2%，均低于美国医院调查报告中的数据。由此可见，中国腹腔镜胆囊切除术的水平已达到国际水平。"

贝贝又问姑妈："我国在腹腔镜微创手术中，还有哪些先进技术呢？"

姑妈回答道："几年前，在法国波尔多举行的第14届欧洲腹腔镜与机器人大会上，中国微创腹腔镜手术专家、解放军总医院泌尿外科主任张旭演示了应用机器人的'后腹腔入路'肾部分切除术，他凭借一整套与欧美国家完全不同的以'后腹腔入路'为特色的泌尿外科腹腔镜技术体系，赢得了与会专家的一致好评。欧洲腹腔镜与机器人大会的组织者连续8次邀请张旭展示这项手术，他也是唯

——一位被邀请的中国医生。"

本届大会主席里夏尔·加斯东说，张旭是首位利用腹腔镜和机器人技术实施泌尿外科手术的中国医生，他在短短数年内就达到了欧美医生花费25年才能实现的技术水平，他是全球知名的顶级专家。

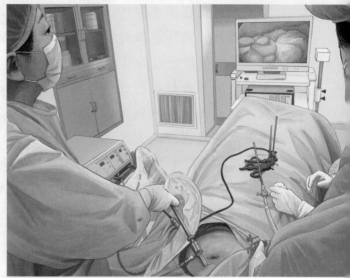

姑妈接着说："还有一种是微创消融术，这一举打破了以往只采用血管介入的方法，血管介入难免会切断这条路，漏掉了那条路。而精准的微创消融治疗方式，不需要经过血管，医生在CT、磁共振、超声等引导下，经皮肤直接将微波、射频、冷

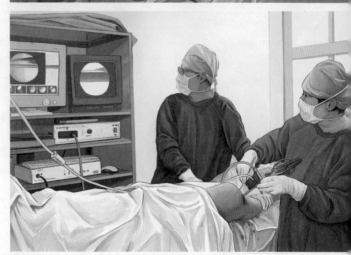

冻、纳米刀等消融针，精确穿刺到肿瘤部位，并在影像监控下，对各种肿瘤实施精准定点，高温加热或冷冻，将肿瘤原位灭活。在手术中通过增强扫描，医生即刻观察消融情况，以确保达到完全清除肿瘤的目的，人们把微创消融术生动形象地称为'斩首行动'。"

姑妈还告诉贝贝："微创手术对心血管患者而言，好处很多。传统的心脏类手术一般需要打开胸腔，使心脏停搏，通过体外循环维持人体机能运转。这对病人来说，手术留下的创伤比较大。而微创手术只需在患者身体上开一个2至3厘米的小洞，不用开胸，也不必依赖体外循环，就可以将直径在21至27毫米内的瓣膜直接植入心脏。特别值得一提的是，植入的J-Valve支架瓣膜，是一款由中国自主设计的具有独特程序性释放定位键功能的瓣膜，拥有自主知识产权，这也是近年来我国的医疗创新技术之一，成为我国微创瓣膜技术发展的里程碑，更是迄今为止全球唯一的一个同时适用于主动脉瓣狭窄和关闭不全两种病变的主动脉瓣植入术。"

　　贝贝心里异常激动，如今中国自主研发的微创手术已经达到了国际领先水平。

491天历险记

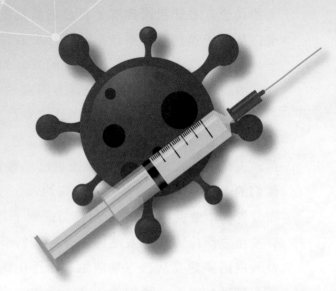

众所周知，中国在抗击新冠疫情的斗争中，取得了举世瞩目的成就。中国第一时间启动疫苗研制工作，并尽己所能为有关国家提供支持和帮助，中国援助、中国经验与中国制造为其他国家注入抗疫的强劲动力。

有一天，盼盼和妈妈聊天，谈到新冠疫苗的事情。盼盼便趁机问妈妈："我国是怎样制造出新冠疫苗的呢？"

妈妈说："成千上万的一线科研人员付出了巨

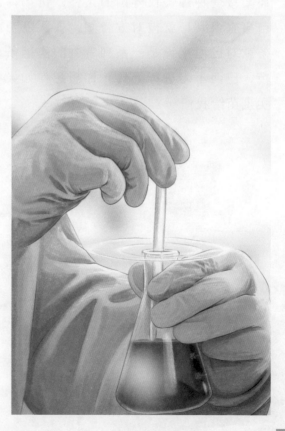

大的代价，才让我国拥有了自己的新冠疫苗。大家都知道，这些年来，从原子弹到航天科技，从芯片到软件系统……我国在核心技术上，实在是吃了太多'卡脖子'的亏。如果这一次，中国不能拥有自己的新冠疫苗，绝对还会被西方国家'卡脖子'。"

贝贝迫不及待地问妈妈："这究竟是怎么一回事呢？"

妈妈回答道："美国人口大约3.3亿，却囤积了大约26亿剂的疫苗，人均达到7.8剂之多；英国也已经预订了超过5亿剂的疫苗，而他们的人口只有6700多万，人均约7.5剂。全球健康与发展论坛发布公告称，全世界75%的新冠疫苗流向了10个先进富裕国家，很多没有疫苗生产能力的不发达国家分配到的疫苗，可以说是杯水车薪。发展中国家想要从西方疫苗生产国手中购买疫苗，非常困难，可能还要接受种种丧权辱国的条件。例如，巴西与美国的药厂就采购疫苗事宜谈判，就被对方告知，要买疫苗就要签署一系列条款，这些条款对巴西来说是一系列苛刻的卖国条款。而且，对方延期交付疫苗，巴西不得进行处罚。你想想，如果中国研发不出疫苗，美国会卖疫苗给我们吗？"

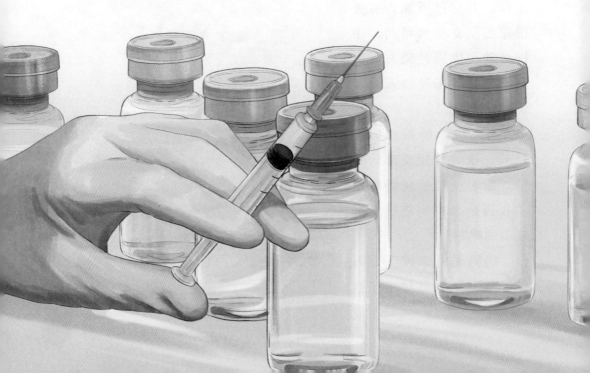

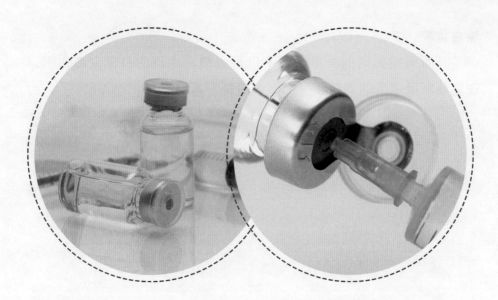

盼盼连忙问妈妈："疫情如此严重，那中国人该怎么办啊？"

妈妈告诉盼盼："所以，我国投入巨大的财力、物力和人力研制生产新冠疫苗，这不仅是中国人民的期盼，也是世界众多发展中国家人民的期盼。中国拼尽全力自己研发疫苗，是极其明智的做法。正如陈薇院士所指出的那样：'这款疫苗，我国拥有自主知识产权，这就意味着我们在任何时候、任何场合都不用看别人的脸色来生产新冠疫苗。另外，还可以免费或以低廉的价格让中国老百姓在需要的时候第一时间接种疫苗，并且可以受惠于其他发展中国家的普通老百姓。'"

盼盼又问妈妈："现在情况怎么样了呢？"

妈妈回答道："我们齐头并进的五条路线，基本都有了不错的成果，灭活疫苗路线走出了国药和科兴，腺病毒载体疫苗路线走出了康诺希，重组蛋白疫苗路线走出了安徽智飞。更令人激动的是，新冠疫苗还有了一种吸入式的，也就是说，接种疫苗无须打针，只要用嘴吸就行，让怕打针的人欣喜不已。还有几款新冠疫苗也正在进行二期临床试验。将来，中国将成为全世界第一个拥有全路线新冠疫苗的国家。目前，中国人不仅有五种疫苗可以选择，而且还是免费接种。"

　　盼盼听完妈妈的一番话，不由得心想，中国的科学家真伟大，在这场新冠疫苗的"战斗"中，中国赢得真漂亮！

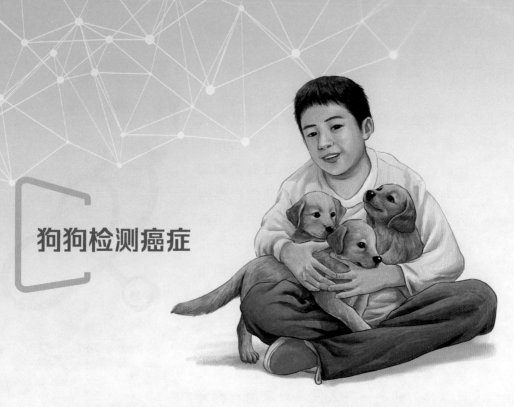

狗狗检测癌症

　　强强是一个特别有爱心的小男孩。他从小就喜欢狗狗，除了上学之外，强强总是与狗狗形影不离，给狗狗喂食、与狗狗一起玩耍……最令强强兴奋的是，狗狗非常聪明，可以教它做许多事情，只要对它下命令或者做手势，它就知道要做什么动作。除此之外，强强还十分喜欢看与狗狗有关的纪录片、故事片等，什么狗狗大赛、电影《导盲犬》等。强强心想，警犬能够抓坏蛋，搜救犬能够救人，边防犬能够查偷渡者，狗狗的本领这么大，那么，能不能训练狗狗代替医生来检查人的身体呢？

　　强强把自己的想法告诉了在宠物医院工作的爸爸，爸爸听罢，告诉强强："狗狗之所以有很多本领，主要是它有比人类更强的灵敏嗅觉。人只要对其进行科学训练，狗狗就能帮助人完成各种各样的任务，其中包括可以闻出人有没有生病。有的科学家甚至想得更远，他们希望狗狗能够成为人工智能（AI）的好教练，学会分辨人类的'癌味儿'。"

　　强强迫不及待地问爸爸："科学家的这个大胆设想能变成现实吗？"

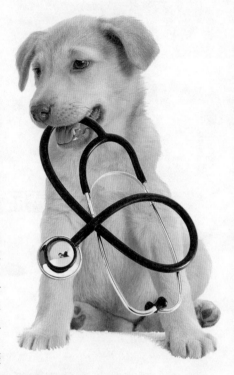

爸爸回答道："有科学家曾发表过一篇研究论文，研究证实这个想法是可行的，具体做法是让两条训练有素的狗狗向机器学习算法。由人工智能机器向狗狗传授如何从人体尿液样本中嗅出前列腺癌的气味，科学家把这种狗狗叫作'医疗检测犬'。实际上，狗狗能闻出癌味儿已经不算是新闻，早在几十年前，人们就注意到，有些宠物狗在主人还没有察觉出任何症状时就能闻出异常。著名的医学杂志《柳叶刀》上就有过这样的病例：有人发现自家的狗狗突然对她腿上的痣特别感兴趣，狗狗的异常表现促使她去医院做了检查，结果发现，那颗'痣'是皮肤癌。"

强强接着问爸爸："狗狗还能检测出其他的癌症吗？"

爸爸告诉强强："其实这样的病例也不少，后来科学家陆续发现，专门受训的医疗检测犬可以从人们的呼吸、唾液、血液、尿液、粪便中，闻出肺癌、前列腺癌、乳腺癌、膀胱癌、卵巢癌等癌症。科学家指出，这是因为疾病导致人体分泌出各种不正常的挥发性物质，而人的鼻子闻不出异样，狗狗却能察觉出'癌味儿'。更令人吃惊的是，狗狗嗅检出癌症的准确性很高，曾经有科学家统计，医疗检测犬闻了近900份尿液样本，其中识别出前列腺癌病例的敏感性高达99%，比专业仪器分析得还要准确，真是个了不起的'癌症筛查小能手'！"

强强又问爸爸："狗狗的这种本领，人是不是有办法去模仿呢？"

爸爸回答道："当然，狗狗并不会查看一长串化合物列表，它们只是通过气味来判断，这意味着它们以某种人所不知道的方式找出了癌症。美国麻省理工学院的科学家认为，只会查看成分列表的分析工具是做不到这一点的。于是，科学家们脑洞大开，决定开发一种人工智能机器，让人工神经网络模仿狗狗的诊断。"

"为此，科研人员从英国请来了一条4岁和一条7岁的雌性拉布拉多'医疗检测犬'。与此同时，科研人员收集了50份男性尿液样

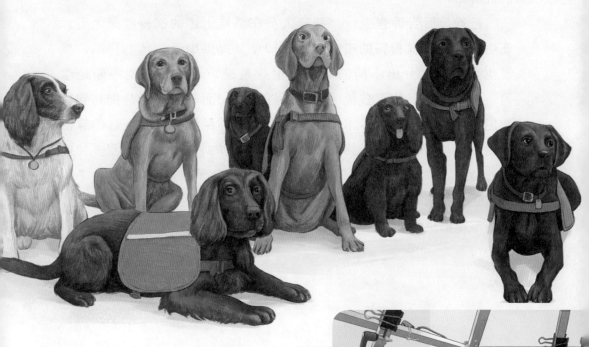

本，其中12份来自确诊的前列腺癌症患者。科学家先用其中5份癌症样本和15份阴性样本对狗进行训练，当狗狗选对时就有奖励。接下来，科研人员利用气相色谱—质谱（GC-MS）分析了每份尿液中的挥发性化合物，同时还利用测序技术分析了尿液中自然存在的微生物，查找前列腺癌阳性样本与阴性样本之间的区别。对狗狗能区分出来的尿液样本，两组

分析结果显示确实存在一系列差异。然后，科研人员利用狗狗的诊断数据组建了一个人工神经网络，让AI学习识别数据中影响狗狗判断的特定部分，也就是阳性样本和阴性样本之间的特异性差别，从而建立一种结合多种参数的综合诊断方法。"爸爸继续说。

强强急忙问爸爸："科学家最终能不能研制出像狗狗嗅觉一样的机器呢？"

爸爸最后告诉强强："科研人员在总结上述的试验结果之后，证明机器必须像狗狗的嗅觉一样，即使只提供少量气味的样品，机器也要能够区分出不同的状况，也就是说，这种机器要不断地学习，不断地提高检测技能才行。所以，我们面临的挑战是把狗狗的智能移植到机器上。专家指出，只要把这种经过实践验证过的算法应用到诸如智能手机等终端设备中，就可以制造出能够检测多种癌症的升级版'电子鼻'装置，最终达到与狗鼻子相媲美的程度。"

强强听完爸爸的话，兴奋得跳起来，原来狗狗真的很了不起！而科学家们更是为尽早发现癌症先兆和治疗癌症做出了重大贡献。